Susanne Lunk

Lernkarten Pflegeassistenz

zur Prüfungsvorbereitung

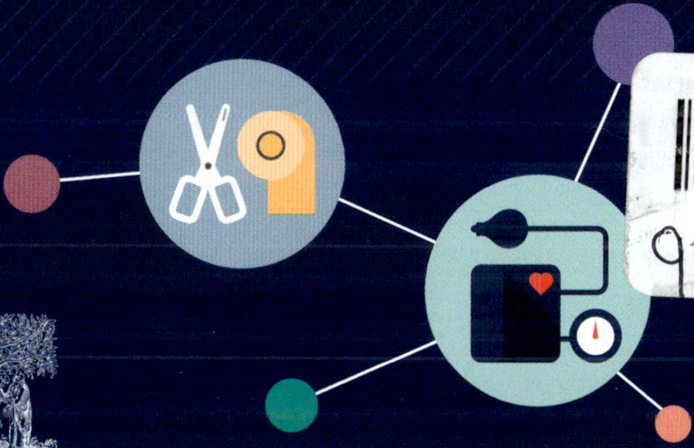

ELSEVIER

Urban & Fischer

Elsevier GmbH, Bernhard-Wicki-Str. 5, 80636 München, Deutschland
Wir freuen uns über Ihr Feedback und Ihre Anregungen an kundendienst@elsevier.com

ISBN 978-3-437-25193-1

Wichtiger Hinweis für den Benutzer
Die medizinischen Wissenschaften unterliegen einem sehr schnellen Wissenszuwachs. Der stetige Wandel von Methoden, Wirkstoffen und Erkenntnissen ist allen an diesem Werk Beteiligten bewusst. Sowohl der Verlag als auch die Autorinnen und Autoren und alle, die an der Entstehung dieses Werkes beteiligt waren, haben große Sorgfalt darauf verwandt, dass die Angaben zu Methoden, Anweisungen, Produkten, Anwendungen oder Konzepten dem aktuellen Wissensstand zum Zeitpunkt der Fertigstellung des Werkes entsprechen.
Der Verlag kann jedoch keine Gewähr für Angaben zu Dosierung und Applikationsformen übernehmen. Es sollte stets eine unabhängige und sorgfältige Überprüfung von Diagnosen und Arzneimitteldosierungen sowie möglicher Kontraindikationen erfolgen. Jede Dosierung oder Applikation liegt in der Verantwortung der Anwenderin oder des Anwenders. Die Elsevier GmbH, die Autorinnen und Autoren und alle, die an der Entstehung des Werkes mitgewirkt haben, können keinerlei Haftung in Bezug auf jegliche Verletzung und/oder Schäden an Personen oder Eigentum, im Rahmen von Produkthaftung, Fahrlässigkeit oder anderweitig übernehmen.

Für die Vollständigkeit und Auswahl der aufgeführten Medikamente übernimmt der Verlag keine Gewähr.
Geschützte Warennamen (Warenzeichen) werden in der Regel besonders kenntlich gemacht (®). Aus dem Fehlen eines solchen Hinweises kann jedoch nicht automatisch geschlossen werden, dass es sich um einen freien Warennamen handelt.

Bibliografische Information der Deutschen Nationalbibliothek
Die Deutsche Nationalbibliothek verzeichnet diese Publikation in der Deutschen Nationalbibliografie; detaillierte bibliografische Daten sind im Internet über https://www.dnb.de abrufbar.

26 27 28 29 6 5 4 3

In ihren Veröffentlichungen verfolgt die Elsevier GmbH das Ziel, genderneutrale Formulierungen für Personengruppen zu verwenden. Um jedoch den Textfluss nicht zu stören sowie die gestalterische Freiheit nicht einzuschränken, wurden bisweilen Kompromisse eingegangen. Selbstverständlich sind **immer alle Geschlechter** gemeint.

Planung: Regina Pappers, München
Projektmanagement und Herstellung: Marion Kraus, München
Redaktion: Susan Sedlick, München
Bildredaktion und Rechteklärung: Lisa Neulinger, München
Satz: Thomson Digital, Noida/Indien
Druck und Bindung: Drukarnia Dimograf Sp. z o. o., Bielsko-Biała/Polen
Umschlaggestaltung: SpieszDesign, Neu-Ulm
Titelfotografie: © colourbox.de

Aktuelle Informationen finden Sie im Internet unter **www.elsevier.de**

Vorwort

Inhalte zu den Themenbereichen Pflege, Anatomie und Physiologie, Kommunikation, Recht und Pflegewissenschaft können mit diesen Lernkarten schnell und effizient erlernt werden. Dabei ist das Lernen allein oder in der Gruppe möglich.

Die Fragen orientieren sich an den Kompetenzbereichen I–V des Pflegeberufegesetzes (PflBG) und sind auf die Anforderungen für die Pflegeassistenz angepasst.

Alle Inhalte beziehen sich auf das Grundlagenwissen für Pflegeassistenten und Pflegeassistentinnen oder Wissen, welches in allen drei Prüfungsformen (mündlich, schriftlich, praktisch) umgesetzt werden kann. Sie können die Karten daher sowohl für die gesamte Ausbildung, zur Vor- und Nachbereitung des Unterrichts, in der Praxis als auch in Ihrer späteren Tätigkeit in der Pflegeassistenz nutzen.

Köln, Dezember 2022
Susanne Lunk

Benutzerhinweise

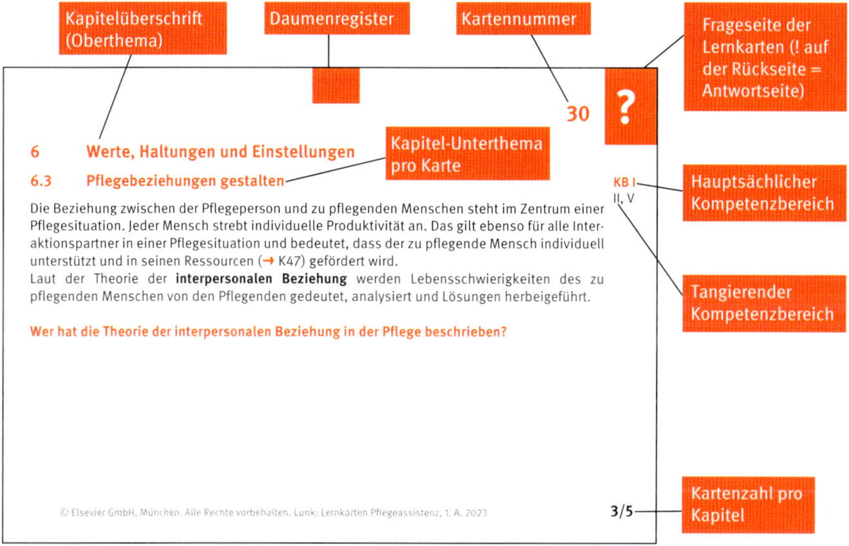

Erklärungen zu den Benutzerhinweisen

Auf der Vorderseite der Lernkarte (= Fragekarte) lesen Sie einen kurzen Einführungstext zum Kartenthema und Fragen, die teilweise mit Tabellen, Lückentexten oder Abbildungen verknüpft sind.

Auf der Rückseite der Karte (= Antwortkarte) finden Sie die relevanten Antworten zu den gestellten Fragen, teilweise mit zusätzlichen Abbildungen/Grafiken versehen.

Auf der Vorderseite der Karten sehen Sie die Abkürzung KB I–V. Auch wenn diese Kompetenzbereiche aus der Ausbildung zur Pflegefachfrau/Pflegefachmann stammen, richten sich einige Assistenz- oder Hilfsausbildungen nach Kompetenzbereichen, sodass wir diese aufgenommen haben. In diesem Fall können die KB's Ihnen Orientierung geben, in allen anderen Fällen können Sie diese ignorieren. Die Abkürzungen beziehen sich auf die Kompetenzbereiche, die seit Einzug des Pflegeberufegesetzes (PflBG) 2020 die Grundlage für die 3-jährige Ausbildung bilden (KB = Kompetenzbereich). Der Kompetenzbereich, der auf der Lernkarte hauptsächlich zum Tragen kommt, ist fett und farbig. Kompetenzbereiche, die eine untergeordnete Rolle spielen, die Inhalte der Karte aber ebenfalls tangieren, sind schwarz.

Im Kompetenzbereich I geht es um die Planung, Umsetzung und Evaluation der Pflege.
Der Kompetenzbereich II beschäftigt sich mit der Kommunikation und Beratung im Pflegealltag.
Im Kompetenzbereich III geht es um das intra- und interprofessionelle Handeln in verschiedenen Kontexten.
Der Kompetenzbereich IV und V beschäftigt sich mit gesetzlichen Grundlagen, ethischen Leitlinien und wissenschaftlichen Erkenntnissen.

Fehler gefunden?

https://else4.de/978-3-437-25193-1

An unsere Inhalte haben wir sehr hohe Ansprüche. Trotz aller Sorgfalt kann es jedoch passieren, dass sich ein Fehler einschleicht oder fachlich-inhaltliche Aktualisierungen notwendig geworden sind.
Sobald ein relevanter Fehler entdeckt wird, stellen wir eine Korrektur zur Verfügung. Mit diesem QR-Code gelingt der schnelle Zugriff.
Wir sind dankbar für jeden Hinweis, der uns hilft, dieses Werk zu verbessern. Bitte richten Sie Ihre Anregungen, Lob und Kritik an folgende E-Mail-Adresse: kundendienst@elsevier.com

Abbildungsnachweis

Der Verweis auf die jeweilige Abbildungsquelle befindet sich bei allen Abbildungen im Werk am Ende des Legendentextes in eckigen Klammern. Alle nicht besonders gekennzeichneten Grafiken und Abbildungen © Elsevier GmbH, München.

A400	Reihe Pflege konkret. Elsevier/ Urban & Fischer
E304	Dhillon R S. Ear, Nose and throat and Head and Neck Surgery. 2. A. East, C. A., Philadelphia: Churchill Livingstone, 1999
E342-012	Chabner D-E. The Language of Medicine. Elsevier Saunders, 12. A. 2020
J803	Biederbick & Rumpf, Höchstadt a. d. Aisch
K115	Andreas Walle, Hamburg
K353	Jeanette Isfahanian, München
L126	Dr. med. Katja Dalkowski, Erlangen
L134	H. Keller, Freiburg
L138	Martha Kosthorst, Borken
L141	Stefan Elsberger, Planegg
L143	Heike Hübner, Berlin
L190	Gerda Raichle, Ulm
L231	Stefan Dangl, München
L234	Helmut Holtermann, Dannenberg
L255	Irina Kart, Berlin
M672	Bärbel Dangel, Berlin
O408	M. Gärtner, Gauting
V410	BOSCH + SOHN GmbH u. Co. KG, Jungingen
V608	promed® GmbH, Farchant
V738	Projektbüro Ein-STEP, c/o IGES Institut GmbH, Berlin
W953	„Aktion Saubere Hände". © ASH 2008–2019. Charité – Universitätsmedizin Berlin, Institut für Hygiene und Umweltmedizin, Berlin

Inhaltsverzeichnis

1 Gesundheitssystem in Deutschland

1.1 Demografische Entwicklung – Begriffe

KB I

Demografie, Lebenserwartung und **Altersquotient** sind Begriffe, die den demografischen Wandel in Deutschland beschreiben.

Vervollständigen Sie die nachfolgende Tabelle.

Begriff	Erklärung
Demografie	
Lebenserwartung im Durchschnitt	
Altersquotient	

Tab. 1.1a Demografische Entwicklung – Begriffe.

1.1 Demografische Entwicklung – Begriffe

Begriff	Erklärung
Demografie	Bevölkerungsaufbau- und -struktur
Lebenserwartung im Durchschnitt	Geschätzte Lebenserwartung vom Zeitpunkt der Geburt an
Altersquotient	Verhältnis der über 60-Jährigen im Verhältnis zu aktuell Erwerbstätigen; Rentenversicherung ist auf die Beiträge der arbeitenden Bevölkerung angewiesen

Tab. 1.1b Demografische Entwicklung – Begriffe.

1 Gesundheitssystem in Deutschland

1.2 Präventive Pflegesysteme

KB I
II, V

Präventive Pflegesysteme beschäftigen sich mit der Vermeidung von Krankheiten oder krank machenden Einflüssen. Dabei wird die Verhaltens-, Verhältnis- und medizinische Prävention unterschieden.

Ergänzen Sie die Lücken in der nachfolgenden Tabelle.

Begriff	Erklärung
	Persönliches gesundheitsgefährdendes Verhalten vermeiden
Verhältnisprävention	
Medizinische Prävention	

Tab. 1.2a Prävention.

1.2 Präventive Pflegesysteme

Begriff	Erklärung
Verhaltensprävention	Persönliches gesundheitsgefährdendes Verhalten vermeiden
Verhältnisprävention	Anpassung der Maßnahmen in z. B. einem Betrieb, um gesundheitsgefährdende Verhältnisse zu ändern oder gesundheitsfördernde zu schaffen
Medizinische Prävention	Entwicklung von Gesundheitsprogrammen für die gesamte Bevölkerung, z. B. Impfungen

Tab. 1.2b Prävention.

1 Gesundheitssystem in Deutschland

1.3 Rehabilitative Pflegesysteme

KB I

Der Sinn der **Rehabilitation** ist es, dass Menschen mit beeinträchtigter Leistungsfähigkeit ihre Selbstständigkeit zurückerhalten und wieder am alltäglichen Leben teilhaben können. Es geht darum, eine drohende Pflegebedürftigkeit (→ K84) zu vermeiden, eine bestehende zu überwinden, zu mindern oder eine Verschlimmerung abzuwenden.

Nennen Sie drei Leistungsbereiche der Rehabilitation und belegen diese mit je einem Beispiel.

1.3 Rehabilitative Pflegesysteme

Leistungsbereiche der Rehabilitation mit jeweiligen Beispielen

1. **Leistungen zur medizinischen Rehabilitation:** z. B. Seh- und Hörhilfen, zahnärztliche Behandlung, Anschlussheilbehandlung nach Krankenhaus-Aufenthalt, Entwöhnungsbehandlung für Suchtkranke, Kinderheilbehandlung
2. **Leistungen zur Teilhabe am Arbeitsleben:** z. B. Anpassung des Arbeitsplatzes, Hilfen zum Erhalt des Arbeitsplatzes, Arbeitsassistenz, Ausbildung, Zuschüsse für betriebliche Aus- und Weiterbildung
3. **Leistungen zur Teilhabe am Leben in der Gemeinschaft:** z. B. Unterstützung beim selbstbestimmten Leben, Hilfen zur Verständigung mit der Umwelt, Hilfe bei Beschaffung, Umbau, Ausstattung und Erhaltung einer behindertengerechten Wohnung, sozialpädagogische Hilfen für noch nicht eingeschulte Kinder

1 Gesundheitssystem in Deutschland

1.4 Palliative Pflegesysteme

„Palliativ" bedeutet „Linderung". Die Aufgabe der **palliativen Pflege** ist es, alle therapeutischen Maßnahmen anzuwenden, die eine nicht heilbare Erkrankung erträglich machen. Auch in der letzten Phase des Lebens soll der zu pflegende Mensch eine palliative, bedürfnisorientierte Behandlung erfahren, die eine Schmerz- und Symptomlinderung umfasst. So wird ein friedvolles und würdiges Sterben ermöglicht.
Die oft unzureichende Versorgung sterbender Menschen rief die Entstehung der **Hospizbewegung** hervor. Die Hospizbewegung ist eng mit der **Palliativmedizin** verbunden. Das Hospizkonzept (→ K213) basiert auf fünf Prinzipien.

Nennen Sie die fünf Prinzipien des Hospizkonzepts.

1.4 Palliative Pflegesysteme

Fünf Prinzipien des Hospizkonzeptes

1. Ganzheitliche Sichtweise des Sterbenden mit einem interdisziplinären Versorgungs- und Betreuungsverständnis
2. Sterbende und Angehörige sind eine Einheit
3. Geist, Körper, Seele und Umwelt beinhalten das palliative Betreuungs- und Pflegeverständnis
4. Hospiz fungiert als Bindeglied zwischen den verschiedenen Versorgungsstrukturen im Gesundheitssystem
5. Unterstützung durch ehrenamtliche Helfer

1 Gesundheitssystem in Deutschland

1.5 Kurative Pflegesysteme

„Kurativ" bedeutet „heilen, sich kümmern". In **kurativen Pflegesystemen** werden Maßnahmen wie **Medikation, Wundversorgung** oder auch **Prophylaxen** (→ Kap. 14) von den zu pflegenden Menschen in Anspruch genommen. Die kurative Pflege wird sowohl im Krankenhaus als auch in der ambulanten Akut- und Langzeitpflege und der stationären Langzeitpflege durchgeführt.

Welche Ziele verfolgt die kurative Pflege?

1.5 Kurative Pflegesysteme

Ziele einer kurativen Pflege

- Komplette Wiederherstellung der Gesundheit (oder des Zustands, wie er vor der Erkrankung war)
- Verhinderung des Fortschreitens einer Krankheit
- Teilhabe an den Aktivitäten des Lebens (→ K46) in allen Bereichen

2 Berufsbild Pflegeassistenz

2.1 Aufgaben in der Pflegeassistenz

Personen mit einer Pflegeassistenzausbildung nehmen eine sehr wichtige Stellung im Pflegealltag ein. Die Aufgaben, die sie durchführen dürfen, sind wichtige, tagtäglich anfallende Tätigkeiten. Dafür ist eine **professionelle Haltung** notwendig. Die Arbeit wird nah am zu pflegenden Menschen ausgeführt.

Zählen Sie die Aufgaben einer Pflegeassistentin/eines Pflegeassistenten auf.

2.1 Aufgaben in der Pflegeassistenz

Aufgaben der Pflegeassistenz

- Bei der Körperhygiene unterstützen
- Bei anfallenden Aufgaben im Haushalt unterstützen
- Beim Aufenthalt außerhalb der Wohnung unterstützen
- Bei der Teilnahme am kulturellen und sozialen Leben unterstützen
- Bei diagnostischen und therapeutischen Maßnahmen nach ärztlicher Anordnung mitwirken
- Beobachtungen niederschreiben, Dokumentationen, Protokolle und Arbeitszeitnachweise anfertigen

2 Berufsbild Pflegeassistenz

2.2 Kompetenzen der Pflegeassistenten/-assistentinnen

Das Handeln in Pflegesituationen **(Handlungskompetenz)** setzt verschiedene Kompetenzen voraus. Die Pflegenden müssen in der Lage sein, Beziehungen aufzubauen, ihr Wissen ständig zu erweitern und umzusetzen und ihre Persönlichkeit stetig weiterzuentwickeln. Als Voraussetzung zum Erwerb von Kenntnissen, Wissen, Fähigkeiten und Fertigkeiten in der Praxis benötigen Pflegeassistenten/-assistentinnen verschiedene Kompetenzen.

Welche Kompetenzen benötigen Pflegeassistenten/-assistentinnen, um in der Pflege professionell handeln zu können?

2.2 Kompetenzen der Pflegeassistenten/-assistentinnen

Erforderliche Kompetenzen für eine professionelle Pflegeassistenz

- Instrumentelle Kompetenzen
- Lern- und Methodenkompetenz
- Fachkompetenz
- Kommunikative Kompetenz
- Sozialkompetenz

2 Berufsbild Pflegeassistenz

2.3 Interdisziplinäres Handeln im Team

KB III
II

Im pflegerischen Alltag ist die Teamarbeit **interdisziplinär.** Unterschiedliche Berufsgruppen sind an der Betreuung, Versorgung, Diagnostik und Behandlung des zu pflegenden Menschen beteiligt. Nur im Zusammenspiel der Berufsgruppen kann ein optimales Ergebnis für den zu pflegenden Menschen erzielt werden. Dabei handelt es sich um eine formelle Gruppe.

Erläutern Sie die Merkmale einer formellen Gruppe.

2.3 Interdisziplinäres Handeln im Team

Merkmale einer formellen Gruppe

- Die Gruppenmitglieder handeln nach konkreten Zielen, Normen und innerhalb einer bestimmten Rolle.
- Die Entscheidungs- und Weisungsbefugnis hängt von der Hierarchie der Mitarbeitenden ab.
- Ein Pflegeteam ist eine formelle Gruppe, die dadurch gebildet wird, dass sie zusammenarbeitet. Jeder im Team hat eine bestimmte Aufgabe, die sich nach der Qualifikation des Einzelnen richtet.

2 Berufsbild Pflegeassistenz

2.4 Assistenzbedarf in der Pflege

Ein **Assistenzbedarf** kann bei jeglichen Krankheitsbildern und in jeder Pflegesituation auftreten. Bei der **Assistenz** wird der zu pflegende Mensch in **alltäglichen Dingen unterstützt** – im Gegensatz zur vollen Übernahme von Pflegetätigkeiten. Damit wird das Recht auf Selbstbestimmung des zu pflegenden Menschen betont.

Welche drei Zielgruppen können einen Assistenzbedarf benötigen?

In welchen Versorgungsbereichen finden Sie diese Zielgruppen?

2.4 Assistenzbedarf in der Pflege

Zielgruppen

- Kinder und Jugendliche
- Erwachsene
- Alte Menschen

Versorgungsbereiche

- Stationäre Akutversorgung
- Stationäre und ambulante Langzeitversorgung
- Stationäre und ambulante Einrichtungen der Familien-, Alten-, Kranken- und Behindertenhilfe
- Privathaushalte zur Unterstützung im täglichen Alltagsgeschehen

3 Organisationen und Geschichte der Pflege

3.1 Berufsverbände

KB IV

Bei **Berufsverbänden** handelt es sich um freiwillige Zusammenschlüsse von Angehörigen eines Berufs zur Durchsetzung berufspolitischer Interessen und zum Austausch. Der größte und bekannteste Berufsverband für Pflegeberufe ist der **Deutsche Berufsverband für Pflegeberufe (DBfK).**

Zählen Sie weitere Berufsverbände auf.

Geben Sie Beispiele für mögliche Aufgaben von Berufsverbänden an.

3.1 Berufsverbände

Beispiele für weitere Berufsverbände

- Arbeitsgemeinschaft christlicher Schwesternverbände und Pflegeorganisationen in Deutschland e. V. (ADS)
- Verband der Schwesternschaften vom Deutschen Roten Kreuz e. V. (VdS)
- Deutscher Berufsverband für Altenpflege (DBVA)
- Deutsche Gesellschaft für Fachkrankenpflege und Funktionsdienste e. V. (DGF)
- Berufsverband Kinderkrankenpflege Deutschland e. V. (BeKD)
- Deutscher Pflegerat
- Bündnis „Junge Pflege"

Beispiele für mögliche Aufgaben von Berufsverbänden

- Vertreten die Angelegenheiten des Berufs in Gesellschaft und Politik
- Verfassen Stellungnahmen zu Gesetzesvorlagen
- Wirken an der Entwicklung neuer Gesetze mit
- Führen politische Eingaben bei Landes- und Bundesministerien durch
- Veranstalten Fort- und Weiterbildungen
- Bieten Versicherungsschutz (Berufshaftpflichtversicherung)
- Veröffentlichen Fachzeitschriften

3 Organisationen und Geschichte der Pflege

3.2 Pflegekammer

KB IV

Kammern sind Institutionen, die nach Landesrecht mit vom Staat übertragenen Rechten den Angehörigen einer Berufsgruppe ermöglichen, berufsinterne Fragen eigenständig zu klären. Für die Pflege sind **Pflegekammern** wichtige Ansprechpartner für die Regelung der jeweiligen fachlichen und beruflichen Belange.

Welche Aufgaben übernimmt eine Pflegekammer?

3.2 Pflegekammer

Aufgaben einer Pflegekammer

- Qualitätssicherung: Sicherstellung einer fachgerechten Pflege nach pflege- und bezugswissenschaftlichen Erkenntnissen
- Vorgaben von Berufspflichten und Berufsausübung (Berufsaufsicht)
- Regeln für Fort- und Weiterbildung durch verbindliche Berufsordnung
- Erstellung ethischer Richtlinien (→ K29)
- Registrierung von Pflegefachpersonen
- Sicherstellung der Weiterqualifizierung von Pflegefachpersonen
- Mitwirkung bei der Gesetzgebung
- Vertretung der Belange von Pflegenden im Gesundheitswesen und in der Gesellschaft
- Information und Beratung

3 Organisationen und Geschichte der Pflege

3.3 Historie des Pflegeberufs

KB V

Der Anfang der Pflege wurde schon im Mittelalter geprägt. Dort fand die Pflege überwiegend in christlichen Ordensgemeinschaften statt. Im 17. Jahrhundert wurde die Tätigkeit der Pflege bereits vergütet und wurde in öffentlichen Spitälern durchgeführt.

Geben Sie den Namen und die Jahreszahl der Gründung der ersten Krankenpflegeschule mit theoretischem und praktischem Unterricht an.

Wer verfasste im Jahr 1860 die ersten pflegetheoretischen Schriften?

3.3 Historie des Pflegeberufs

Gründung der Kaiserswerther Diakonie im Jahr 1836
Florence Nightingale

4 Berufstypische Herausforderungen

4.1 Belastende Situationen in der Pflege

KB I II, III, V

In der Pflege kommen verschiedene, meist auch belastende Situationen vor. Gründe hierfür können der Personalmangel, Stress, fehlende Wertschätzung oder mangelnder Zusammenhalt im Team sein.

Welche Maßnahmen können Arbeitgeber und Pflegekräfte ergreifen, um belastenden Situationen vorzubeugen oder entgegen zu wirken?

4.1 Belastende Situationen in der Pflege

Maßnahmen des Arbeitgebers zum Umgang mit belastenden Situationen in der Pflege

1. Maßnahmen zur Teambildung
2. Rekrutierung von Fachpersonal
3. Förderung des wertschätzenden Umgangs im therapeutischen Team
4. Gerechte Verteilung der Arbeit
5. Gerechte Dienstplangestaltung
6. Nutzung der jeweiligen Mitarbeiterressourcen

Maßnahmen der Pflegekräfte

1. Gut geplante Arbeitsaufteilung
2. Resilienz entwickeln
3. Ausgeglichene Work Life Balance
4. Fortbildungen zum Umgang mit Stress

4 Berufstypische Herausforderungen

4.2 Mobbing

KB I II, III, V

Mobbing findet meist in Gruppen statt und kann vielfältige Ursachen haben und sich in verschiedenen Ausmaßen zeigen. Es kann sich in abschätzigen Kommentaren, Androhung von Gewalt oder auch Ausübung von Gewalt äußern. Auch Zurückhaltung wichtiger Informationen kann als Mobbing angesehen werden.

Welche Folgen kann Mobbing haben?

Welche Maßnahmen zur Vorbeugung von Mobbing können angewendet werden?

4.2 Mobbing

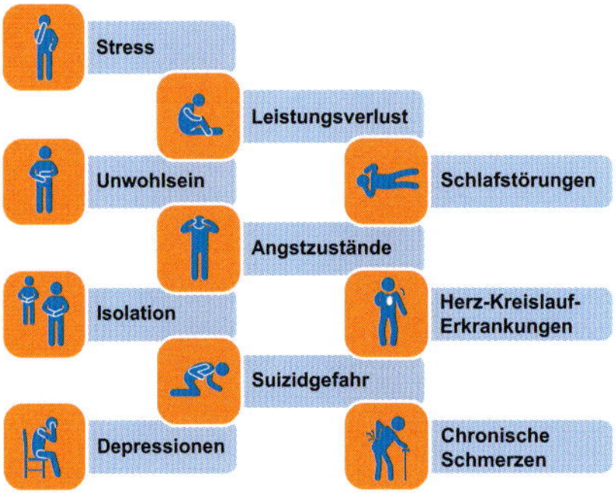

Abb. 4.1 Folgen von Mobbing. [L143]

Maßnahmen zur Vorbeugung von Mobbing

- Problemorientierte Teambesprechungen
- Transparente Hierarchien
- Schulungen zur Gesprächsführung (→ K68)
- Supervisionen
- Aufteilung von Kompetenzen und Aufgaben im Team
- Einarbeitung neuer Kollegen

4 Berufstypische Herausforderungen

4.3 Burn-out

KB I II, III, V

Ein übermäßiger Zwang zum Helfen kann in einem **Burn-out-Syndrom** enden. Dies zieht seelische Belastungen des Betroffenen bis hin zur Erschöpfung und Arbeitsunfähigkeit nach sich. Unstimmigkeiten und Unzufriedenheit im Team werden dadurch begünstigt. So können sich die Symptome des Burn-outs verstärken und der Betroffene fühlt sich noch mehr unter Druck.

Nennen Sie die vier Phasen des Burn-out-Syndroms.

4.3 Burn-out

Vier Phasen des Burn-out-Syndroms

Phase 1: Großes Engagement

- Der Betroffene möchte die Arbeit bis zur Perfektion erledigen, auch wenn er dafür Überstunden machen muss. Er zeigt eine große Willensstärke.

Phase 2: Verlust der Perspektive

- Die Leistungsfähigkeit und Willensstärke sinken, das gesteckte Ziel wird nicht mehr erreicht. Der Perfektionismus erleidet Einschnitte. Das Engagement sinkt.

Phase 3: Enttäuschung

- Der Betroffene ist von sich selbst und seiner Unfähigkeit, den Anforderungen perfekt zu entsprechen, enttäuscht. Er kehrt in die Realität zurück und kann damit schlecht umgehen.

Phase 4: Entfremdung

- Die Tätigkeit wird nicht mehr als wichtig erachtet. Der Betroffene steht den Anforderungen gefühllos gegenüber.

4 Berufstypische Herausforderungen

4.4 Cool-out

KB I II, III, V

Ein **Cool-out** kann sich durch steigende Anforderungen in der Pflege ohne angemessene Rahmenbedingungen entwickeln. Durch die Zerrissenheit zwischen dem Anspruch professioneller Pflege und den Vorgaben im Stationsalltag verzweifeln viele. Um diesen Druck auszuhalten, verrichten manche Pflegende ihren Dienst ohne Empathie und werden „kalt" gegenüber den zu pflegenden Menschen und Kollegen. Diese Gleichgültigkeit gegenüber den Normen der Pflege ermöglicht ihnen, weiterhin handlungsfähig zu bleiben.

Welche weiteren Gründe für ein Cool-out kennen Sie?

4.4 Cool-out

Weitere Gründe für ein Cool-out

- Anschuldigungen von Kollegen
- Forderungen durch die Strukturen
- Eigene, vermeintliche Ohnmacht, nicht effektiv arbeiten zu können
- Selbstaufgabe durch Verletzungen von außen
- Jederzeit fremden Anforderungen entsprechen können
- Entgegenwirken des „Opferdaseins“

4 Berufstypische Herausforderungen

4.5 Gewalt in der Pflege

KB I II, III, V

Aufgrund des Abhängigkeitsverhältnisses bzw. Machtgefälles zwischen den zu pflegenden Menschen und den Pflegekräften kann es auch zu Gewalt in der Pflege kommen. Dabei können die Formen der Gewalt vielfältig sein. Die zu pflegenden Menschen können, z. B. zu etwas gezwungen oder ignoriert werden oder so behandelt werden, dass sie unter Angst leiden.

Welche Formen von Gewalt gibt es? Geben Sie Unterscheidungsmerkmale an.

4.5 Gewalt in der Pflege

Überblick über die Formen von Gewalt und deren Unterscheidungsmerkmale

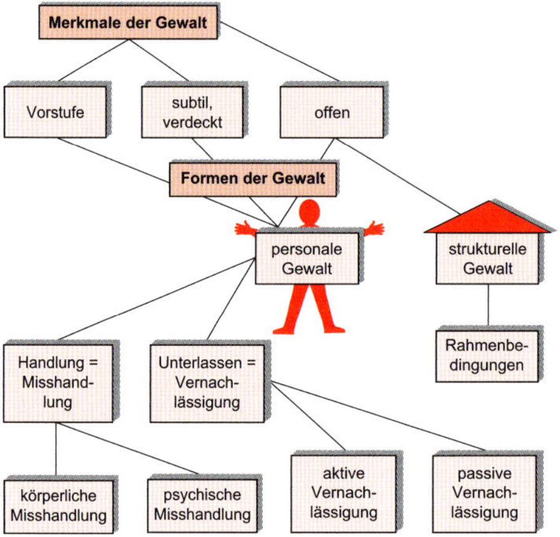

Abb. 4.2 Merkmale und Formen der Gewalt. [L134]

4 Berufstypische Herausforderungen

4.6 Ekel und Scham

KB I
II, V

Bei vielen Pflegehandlungen können emotional belastende Momente in Form von **Ekel** und **Scham** auftreten. Diese können sowohl die Pflegeperson als auch den zu pflegenden Menschen betreffen. Ein professioneller Umgang mit belastenden Situationen kann z. B. in entsprechenden Fortbildungen erlernt oder in Supervisionen besprochen werden.

Was versteht man unter Ekel und Scham?

4.6 Ekel und Scham

Ekel: Empfindung, die eine starke Abneigung gegen ein als ekelerregend empfundenes Erlebnis bzw. dessen Ursache zum Ausdruck bringt. Ekel kann durch einen Anblick, durch Geruch, Geschmack oder ein Geräusch ausgelöst werden. Dies kann sogar mit körperlichen Reaktionen wie Übelkeit einhergehen.

Scham: Ein unangenehmes Gefühl der Verlegenheit. Es zeigt die Grenzen der Intimsphäre (seelisch und körperlich) auf, aber auch die von Moral und Gewissen.

4 Berufstypische Herausforderungen

4.7 Eigene Gesundheitsförderung

Die **Gesundheitsförderung** beschäftigt sich mit den Maßnahmen, die der Erhaltung der physischen und psychischen Gesundheit dienen. Es wird die Frage geklärt, was den Menschen gesund erhält und wie sich die gesunderhaltenden Faktoren (→ K27) stärken lassen.

Nennen Sie fünf Maßnahmen zur Gesundheitsförderung.

4.7 Eigene Gesundheitsförderung

Maßnahmen zur Gesundheitsförderung

- Hobbys ausüben
- Sportliche Betätigung
- Soziale Kontakte
- Kollegialer Austausch
- Supervision
- Ausgewogene Ernährung

5 Lernen und Pflegewissenschaft

5.1 Lerntypen

KB V

Um sich Wissen anzueignen, stehen unterschiedliche Lernmöglichkeiten zur Verfügung. Je nach **Lerntyp** wird ein bestimmter Lernkanal bevorzugt genutzt, der es dem Lernenden ermöglicht, sich den Lernstoff besser einzuprägen. Die anderen Lernkanäle werden dabei jedoch nicht vernachlässigt, weshalb das Gelernte noch besser im Gehirn verankert wird.

Nennen Sie die vier Lerntypen und erklären Sie das Merkmal des jeweiligen Typs.

5.1 Lerntypen

Vier Lerntypen und deren Merkmale

1. **Visueller Lerntyp**
   a) Muss Dinge und Informationen sehen, um sie zu lernen oder behalten zu können
   b) Hilfreich sind z. B. Abbildungen, Grafiken, Lernvideos oder Mindmaps
   c) Farbliches Markieren von Texten ist hilfreich
2. **Auditiver Lerntyp**
   a) Lernt über das Hören und behält Gesprochenes sehr gut
   b) Hilfreich sind Podcasts, Vorträge oder das Aufnehmen und Abhören des Lernstoffs
   c) Benötigt eine ruhige Umgebung
3. **Kommunikativer Lerntyp**
   a) Benötigt den Austausch und die Diskussion mit anderen
   b) Lerngruppen sind ideal
4. **Motorischer Lerntyp**
   a) Lernt durch das eigene Ausführen von Handlungen, „learning by doing“
   b) Rollenspiele, Anwendungsbeispiele und z. B. anatomische Modelle sind hilfreich
   c) Benötigt beim Lernen Bewegung

5 Lernen und Pflegewissenschaft

5.2 Lernbedingungen

Um erfolgreich und nachhaltig lernen zu können, müssen die inneren und äußeren **Lernbedingungen** stimmen.

Ordnen Sie die Begriffe den inneren und äußeren Lernbedingungen zu.

Motivation, Arbeitsplatz, Konsequenz, Rituale, Konzentration, Gesundheitsbewusstsein, Arbeitsmaterialien, Ruhe

5.2 Lernbedingungen

Innere Lernbedingungen	Äußere Lernbedingungen
Motivation	Arbeitsplatz
Konsequenz	Rituale
Konzentration	Gesundheitsbewusstsein
	Arbeitsmaterialien
	Ruhe

Tab. 5.1 Innere und äußere Lernbedingungen.

5 Lernen und Pflegewissenschaft

5.3 Pflegetheorien und Pflegemodelle

KB V

Bei einer **Theorie** handelt es sich um in Zusammenhang stehende und begründete Aussagen, die der Beschreibung und Erklärung bestimmter Tatsachen oder Erscheinungen (Phänomene) dienen.
Ein **Modell** ist die Abbildung eines Gegenstands oder Sachverhalts.

Welchen Vorteil bieten Pflegetheorien?

Welche Pflegemodelle gibt es?

5.3 Pflegetheorien und Pflegemodelle

Vorteile von Pflegetheorien:

- Geordnetes und nachprüfbares Wissen über Pflege
- Verständnis von Pflege erleichtern
- Komplexe Pflegeabläufe beobachten, analysieren und strukturieren
- Perspektivwechsel vornehmen
- Eine Sprache zur Beschreibung und Erklärung pflegerischer Phänomene
- Fragen für die Pflegeforschung aufwerfen

Pflegemodelle, z. B.:

- Aktivitäten des täglichen Lebens von Juliane Juchli (→ K46)
- Aktivitäten und existenzielle Erfahrungen des Lebens von Monika Krohwinkel (→ K46)
- Selbstpflegedefizitmodell von Dorothea Orem
- Sunrise-Modell von Madeleine Leininger

5 Lernen und Pflegewissenschaft

5.4 Expertenstandards

Die Expertenstandards dienen der Qualitätsentwicklung und -sicherung in der Pflege. Sie basieren auf neuesten nationalen und internationalen wissenschaftlichen Erkenntnissen und sind vom Gesetzgeber als verbindliche Qualitätsinstrumente in der Pflege anerkannt. Sie werden in der Regel alle fünf Jahre auf Korrektheit und Aktualität überprüft, sowie bei Bedarf durch ein wissenschaftliches Gremium überarbeitet.

Welche Expertenstandards gibt es?

5.4 Expertenstandards

Expertenstandards (Stand 2022):

- Dekubitusprophylaxe in der Pflege
- Entlassungsmanagement in der Pflege
- Schmerzmanagement in der Pflege
- Sturzprophylaxe in der Pflege
- Förderung der Harnkontinenz in der Pflege
- Pflege von Menschen mit chronischen Wunden
- Ernährungsmanagement zur Sicherung und Förderung der oralen Ernährung in der Pflege
- Erhaltung und Förderung der Mobilität
- Förderung der physiologischen Geburt
- Beziehungsgestaltung in der Pflege von Menschen mit Demenz
- Förderung der Mundgesundheit in der Pflege

5 Lernen und Pflegewissenschaft

5.5 Pflegestandards

KB I
IV, V

Pflegestandards sind betriebsintern ausgearbeitete und einrichtungsbezogene Anleitungen und Handlungsanweisungen. Sie beruhen ebenfalls auf neuesten pflege- und bezugswissenschaftlichen Erkenntnissen und beziehen sich u. a. auf die Expertenstandards. Einige Arbeitsbereiche verfügen über spezielle Standards, die nur für diese Bereiche gelten.

Welche Ziele werden mit dem Einsatz von Pflegestandards verfolgt?

5.5 Pflegestandards

Ziele von Pflegestandards (z. B.)

- Abbildung und Sicherung der Pflegequalität
- Vereinfachte und allgemein gültige Richtlinien
- Transparenz und Nachvollziehbarkeit pflegerischer Handlungen

5 Lernen und Pflegewissenschaft

5.6 Evidence-based Nursing

Evidence-based Nursing (EBN) heißt übersetzt „auf Beweise gestützte Pflege". Dabei werden nicht nur die aktuellen wissenschaftlichen Erkenntnisse in die tägliche Pflegepraxis mit einbezogen, sondern auch das theoretische Wissen und die Erfahrung der Pflegenden. Individuelle Vorstellungen der zu Pflegenden werden dabei genauso beachtet wie die vorhandenen Umweltbedingungen.

Welches sind die Bestandteile einer professionellen evidenzbasierten Pflege?

5.6 Evidence-based Nursing

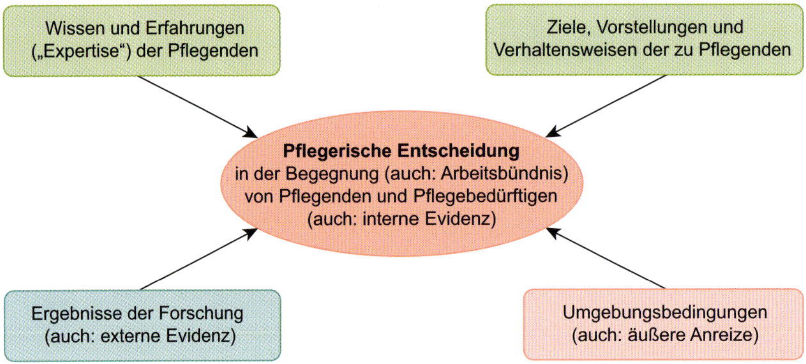

Abb. 5.1 Bestandteile einer evidenzbasierten Pflege. [L134]

5 Lernen und Pflegewissenschaft

5.7 Handeln auf pflegewissenschaftlicher Grundlage

KB V

Pflegerisches Handeln basiert auf verschiedenen Wissensarten. Diese Wissensquellen können in strukturiertes und unstrukturiertes Wissen eingeteilt werden. Das Handeln Pflegender wird zum Teil auch unbewusst von diesem Wissen geleitet. Viele aktuelle pflegewissenschaftliche Betrachtungen beziehen sich auf diese grundlegenden Wissensbestände.

Welche vier Wissensbereiche nach Chinn und Kramer leiten das Handeln von Pflegenden?

5.7 Handeln auf pflegewissenschaftlicher Grundlage

Vier Wissensbereiche nach Chinn und Kramer

- Persönliches Wissen (Erfahrung, biografischer Hintergrund)
- Intuition („Kunst der Pflege“, achtsame Wahrnehmung, Intuition)
- Empirie (wissenschaftlich abgesicherter Bereich, Theorien)
- Ethik (Moral, Werte)

5 Lernen und Pflegewissenschaft

5.8 Gesundheit erhalten

KB V

Um im Pflegeberuf ausdauernd tätig sein zu können, müssen vorbeugende Maßnahmen zur Erhaltung der physischen und psychischen Gesundheit ergriffen werden. Wie Gesundheit aufrechterhalten werden kann, welche Potenziale Menschen haben und welche Schutzfaktoren ihre Gesundheit fördern, ist im Modell der **Salutogenese** nach A. Antonovsky beschrieben.

Erklären Sie die im Modell der Salutogenese verwendeten Begriffe:

- Widerstandsressourcen
- Kohärenzgefühl
- Gesundheit und Krankheit als Kontinuum

5.8 Gesundheit erhalten

Widerstandsressourcen sind die Fähigkeiten und Mittel die eine Person hat, um Anforderungen z. B. schädigende Einflüsse (Stressoren) zu bewältigen. Zu den Widerstandsressourcen gehören z. B. das Gesundheitsbewusstsein, die soziale Absicherung und die Unterstützung aus dem sozialen Umfeld.

Kohärenzgefühl ist das subjektive Erleben der Umwelt und Ereignisse im Leben als verstehbar, sinnhaft und handhabbar.

Gesundheit und Krankheit als Kontiunuum sagt aus, dass sich ein Mensch sein Leben lang zwischen den zwei Polen „absolut krank“ und „vollständig gesund“ bewegt und mehrere Anteile in sich trägt.

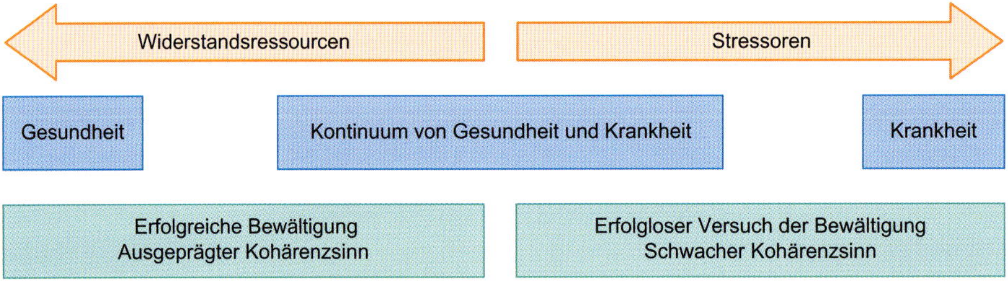

Abb. 5.2 Kontinuum von Gesundheit und Krankheit. [L143]

6 Werte, Haltungen und Einstellungen

6.1 Ethik in der Pflege

KB V
IV

Ethik ist die Wissenschaft von moralischem Verhalten. Ethisches Denken findet statt, wenn das Handeln begründet und Verantwortung übernommen wird. Pflegeethik beschreibt und beurteilt Handlungsregeln, die auf die Pflegepraxis Einfluss nehmen.

Beschreiben Sie die Begriffe Moral, Sitte und Norm.

6.1 Ethik in der Pflege

Begriffsklärung

Moral:
- Normen und Werte
- Treten als Ge- und Verbote auf

Sitten:
- Übliche Gebräuche einer Gesellschaft
- Beruhen oft auf Tradition

Normen:
- Verbindliche Gesetze und Regeln
- Dienen der Gesellschaft zur Orientierung

6 Werte, Haltungen und Einstellungen

6.2 ICN-Kodex

KB V
IV

Der **Ethikkodex** des Weltverbundes der Krankenschwestern und Krankenpfleger ICN (International Council of Nurses) wurde 2021 zum letzten Mal überarbeitet und verabschiedet. Zudem beschreibt er die Aufgaben von Pflegenden und die Grundelemente.
Der ICN-Kodex ist ein Leitfaden, an dem sich werteorientierte Pflege ausrichtet. Dazu haben sich weltweit Pflegefachpersonen verpflichtet, um eine sichere und würdevolle Pflege zu gewährleisten.

Nennen Sie die vier Hauptelemente des ICN-Kodex, die den Rahmen des ethischen Verhaltens bilden.

6.2 ICN-Kodex

Vier Hauptelemente des ICN-Kodex

- Pflegefachpersonen und Patientinnen und Menschen mit Pflegebedarf
- Pflegefachpersonen und die Praxis
- Pflegefachpersonen und der Beruf
- Pflegefachpersonen und globale Gesundheit

6 Werte, Haltungen und Einstellungen

6.3 Pflegebeziehungen gestalten

KB I
II, V

Die Beziehung zwischen der Pflegeperson und zu pflegenden Menschen steht im Zentrum einer Pflegesituation. Jeder Mensch strebt individuelle Produktivität an. Das gilt ebenso für alle Interaktionspartner in einer Pflegesituation und bedeutet, dass der zu pflegende Mensch individuell unterstützt und in seinen Ressourcen (→ K47) gefördert wird.
Laut der Theorie der **interpersonalen Beziehung** werden Lebensschwierigkeiten des zu pflegenden Menschen von den Pflegenden gedeutet, analysiert und Lösungen herbeigeführt.

Wer hat die Theorie der interpersonalen Beziehung in der Pflege beschrieben?

6.3 Pflegebeziehungen gestalten

Interpersonale Beziehung

US-Amerikanerin Hildegard Peplau, 1952

6 Werte, Haltungen und Einstellungen

6.4 Distanz und Nähe in Pflegebeziehungen

KB I
II, V

Durch enge Pflegebeziehungen entsteht eine große Nähe, die in Konflikt zur professionellen **Distanz** geraten kann. Wird ein Zuviel an **Nähe** zugelassen, kann die Grenze zwischen persönlicher und beruflicher Beziehung verwischen. Fehlende Distanz könnte vom zu pflegenden Menschen ausgenutzt werden. Zudem besteht die Gefahr, dass Pflegende nicht genügend Abstand zur Arbeit aufbringen und so nicht ausreichend Erholung für die Alltagsbelastungen finden können oder sich emotional sehr belastet fühlen.

Wie kann ein professioneller Umgang mit Nähe und Distanz in der Pflegebeziehung gestaltet werden?

Was sind Distanzzonen nach Edward T. Hall?

6.4 Distanz und Nähe in Pflegebeziehungen

Professioneller Umgang mit Nähe und Distanz

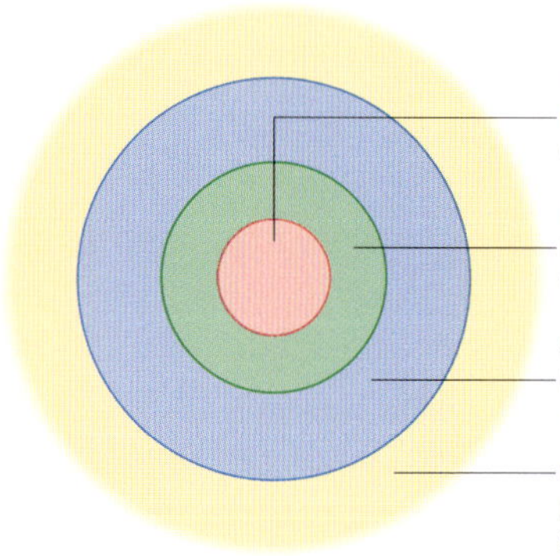

Abb. 6.1 Distanzzonen. [L234]

- Pflegeperson und zu pflegender Mensch duzen sich in der Regel nicht. (Es gibt Ausnahmen, z. B. bei manchen an Demenz erkrankten Menschen. Solche Ausnahmen sind immer mit der Pflegefachperson abzustimmen.)
- Bei unangemessenen Ansprüchen vonseiten der zu pflegenden Person sofort verdeutlichen, dass die Beziehung rein beruflich/professionell ist
- Privat- und Intimsphäre (Distanzzonen) wahren und nonverbale Signale des zu pflegenden Menschen beachten (→ K68)
- Die Pflegebeziehung ist durch Empathie geprägt, aber die Bedürfnisse der Pflegeperson werden nicht vernachlässigt
- Hilfe im Pflegeteam oder außerhalb bei schwieriger Gestaltung der Pflegebeziehung einfordern

6 Werte, Haltungen und Einstellungen

6.5 Reflektion des eigenen pflegerischen Handelns aus ethischer Sicht

KB II
V

Das pflegerische Handeln wird durch verschiedene Faktoren bestimmt. In der Pflege gibt es verschiedene **ethische Grundsätze,** die bei allen Handlungen Beachtung finden müssen. Neben der Durchführung von Pflegemaßnahmen ist es ebenfalls Aufgabe der Pflegenden, das eigene Handeln ethisch zu reflektieren.

Welche ethischen Prinzipien nach Beauchamp und Childress gelten in der Pflege? Beschreiben Sie diese kurz.

6.5 Reflektion des eigenen pflegerischen Handelns aus ethischer Sicht

Ethische Prinzipien nach Beauchamp und Childress

- **Selbstbestimmung:** Die Autonomie der zu Pflegenden wird respektiert
- **Schadensvermeidung:** Den zu Pflegenden wird kein Schaden zugefügt bzw. Schaden wird von ihnen abgewendet
- **Fürsorge:** Das individuelle Wohlergehen der zu Pflegenden wird gefördert
- **Gerechtigkeit:** Gleichbehandlung aller Pflegebedürftigen unabhängig von Herkunft, Religion, Geschlecht, Alter, Bildung oder sozialem Status

7 Organisation der Pflegetätigkeit

7.1 Wahrnehmen und Beobachten im Pflegeprozess

KB I
II

Das **Wahrnehmen** beschreibt das zufällige, nicht absichtliche Erkennen und Verarbeiten von Sinneseindrücken.
Das **Beobachten** ist das aufmerksame, methodische und zielgerichtete Wahrnehmen, um Informationen zu gewinnen und Entscheidungen zu treffen.

Welche sechs Sinne können beim Wahrnehmen und Beobachten eingesetzt werden?

7.1 Wahrnehmen und Beobachten im Pflegeprozess

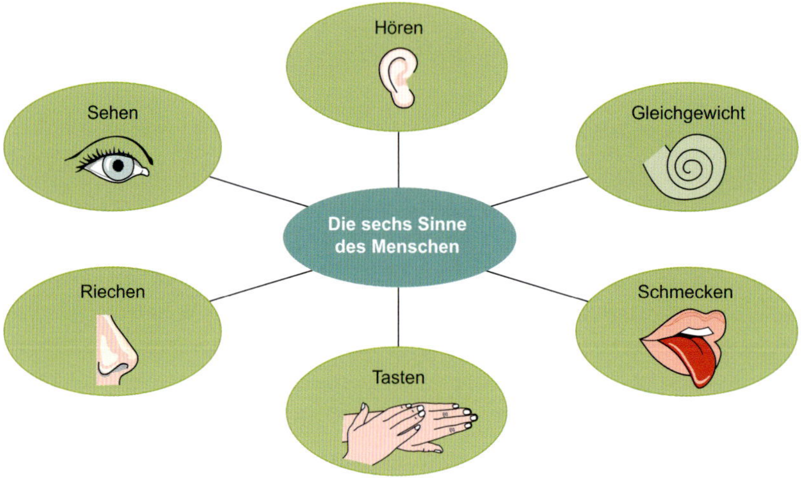

Abb. 7.1 Die sechs Sinne. [L234]

7 Organisation der Pflegetätigkeit

7.2 Beobachtung des Gesundheitszustandes

KB I II

Unter der **Beobachtung des Gesundheitszustandes** wird das methodische Betrachten und Auswerten des körperlichen, seelischen und psychischen Zustands eines zu pflegenden Menschen verstanden.

Welche Bereiche umfasst die Beobachtung des Gesundheitszustandes in der Pflege?

7.2 Beobachtung des Gesundheitszustandes

Die Beobachtung des Gesundheitszustandes umfasst z. B.:

- Vitalfunktionen: Puls, Blutdruck, Atmung
- Bewusstseinslage
- Orientiertheit
- Körpertemperatur
- Ausscheidungen
- Allgemeinzustand
- Ernährungszustand
- Haut
- Schlaf
- Schmerzen und Schmerzempfindung
- Bewegung und Gang
- Sprache und Kommunikation
- Psychische Verhaltensweisen

7 Organisation der Pflegetätigkeit

7.3 Pflegediagnosen erstellen

„Eine **Pflegediagnose** ist eine klinische Beurteilung einer menschlichen Reaktion auf Gesundheitszustände/Lebensprozesse oder die Vulnerabilität für diese Reaktion eines Individuums, einer Familie, Gruppe oder Gemeinschaft. Eine Pflegediagnose stellt die Grundlage für die Auswahl der Pflegeinterventionen zur Erzielung von Outcomes dar, für die Pflegepersonen verantwortlich sind." (NANDA-Definition, NANDA: North American Nursing Diagnosis Association).
Das bedeutet, dass eine Pflegediagnose die pflegerischen Defizite und den Hilfebedarf beschreibt, den ein zu pflegender Mensch hat. Auf der Grundlage dieser Pflegediagnosen werden zusammen mit dem zu pflegenden Menschen Maßnahmen vereinbart, die helfen sollen, die Defizite zu beheben oder zumindest nicht zu verschlimmern.

Aus welchen Kriterien setzt sich eine NANDA-Pflegediagnose zusammen?

7.3 Pflegediagnosen erstellen

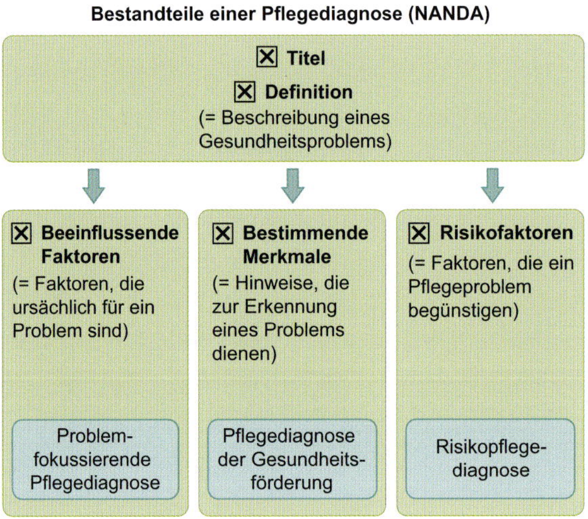

Abb. 7.2 Aufbau und Form von NANDA-Pflegediagnosen. [L143]

7 Organisation der Pflegetätigkeit

7.4 Pflegesysteme – Bereichs- und Funktionspflege

KB I
II, V

Bereichspflege bedeutet, dass die Station oder der Wohnbereich in mehrere Bereiche unterteilt wird. Eine Pflegeperson ist dann für einen bestimmten Bereich zuständig und führt alle Pflegehandlungen in diesem Bereich durch. Die pflegerische Versorgung wird als eine zusammenhängende Einheit gesehen.
In der **Funktionspflege** werden einzelne Tätigkeiten aufgegliedert. Sie wird dann von Pflegepersonen entsprechend deren Fähigkeiten oder Kenntnissen bei allen zu pflegenden Menschen durchgeführt.

Vervollständigen Sie den Lückentext.

Bereichspflege orientiert sich an den __________ des zu pflegenden Menschen. Der zu pflegende Mensch sollte möglichst eine __________________ haben, mit der er die Versorgung absprechen kann und die als ________________ für Angehörige gilt.
Nachteil der Funktionspflege: Alle Informationen fließen bei der ____________ Person (z.B. Stationsleitung) zusammen, während die sonstigen Mitarbeiter immer nur ____________ erhalten (z.B. Blutdruckwert).

7.4 Pflegesysteme – Bereichs- und Funktionspflege

Bereichspflege orientiert sich an den Bedürfnissen des zu pflegenden Menschen. Der zu pflegende Mensch sollte möglichst eine feste Pflegeperson haben, mit der er die Versorgung absprechen kann und die als Ansprechpartner für Angehörige gilt.

Nachteil der Funktionspflege: Alle Informationen fließen bei der verantwortlichen Person (z. B. Stationsleitung) zusammen, während die sonstigen Mitarbeiter immer nur Teilinformationen erhalten (z. B. Blutdruckwert).

7 Organisation der Pflegetätigkeit

7.5 Pflegesysteme – Einzel- und Bezugspflege

KB I
II, V

Unter **Einzelpflege** versteht man eine Form der pflegerischen Versorgung, bei der eine Pflegeperson vollständig nur für einen zu pflegenden Menschen zuständig ist (1:1-Versorgung).
Unter **Bezugspflege** wird die verantwortliche Zuordnung von pflegebedürftigen Menschen zu Pflegefachpersonen und Pflegeassistenten/-assistentinnen verstanden.

In welchen Bereichen wird Einzelpflege durchgeführt?

Welche Vorteile hat eine Bezugspflege?

7.5 Pflegesysteme – Einzel- und Bezugspflege

Einzelpflege (z. B.)

- Intensivpflege im ambulanten Bereich
- Sitzwache in der Psychiatrie

Vorteile der Bezugspflege

- Ideale Form eines ganzheitlichen Pflegesystems
- Pflegeassistent/-assistentin ist kontinuierlich verantwortlich für die Umsetzung des Pflegeplans
- Aufbau einer Beziehungsgestaltung zu den zu pflegenden Menschen und deren Bezugspersonen wird ermöglicht.

7 Organisation der Pflegetätigkeit

7.6 Primary Nursing

Beim **Primary Nursing** wird jedem zu pflegenden Menschen eine Pflegefachperson fest zugeordnet. Sie ist von der Aufnahme bis zur Entlassung für die Pflege und Versorgung verantwortlich.

Durch welche vier Elemente ist das Primary Nursing gekennzeichnet?

7.6 Primary Nursing

Vier Elemente des Primary Nursing

- Die Primary Nurse trägt die Verantwortung und trifft Entscheidungen hinsichtlich der Pflege eines zu pflegenden Menschen.
- Zu pflegende Menschen werden nach der Fallmethode den Pflegefachpersonen zugewiesen.
- Zwischen den Teammitgliedern wird direkt und nicht über Dritte kommuniziert. Übergaben erfolgen an die jeweiligen Verantwortlichen. Die Primary Nurse ist dafür verantwortlich, dass die erforderlichen Informationen bei den Beteiligten bekannt sind.
- Übernahme von Verantwortung für einen zu pflegenden Menschen und die Qualität der Pflege durch die Primary Nurse ist nicht schicht- oder dienstbezogen.

7 Organisation der Pflegetätigkeit

7.7 Aktivierende Pflege

Aktivierende Pflege ist darauf ausgerichtet, die Selbstständigkeit , Selbstbestimmung und Selbstwirksamkeit der zu pflegenden Person zu erhalten oder zu fördern. Dabei werden Ressourcen gefördert und die vorhandenen körperlichen, geistigen und seelischen Fähigkeiten erhalten.

Erklären Sie die Begriffe Selbstständigkeit, Selbstbestimmung und Selbstwirksamkeit.

7.7 Aktivierende Pflege

Aktivierende Pflege dient dem Erhalt und der Förderung der:

- **Selbstständigkeit:** Der zu pflegende Mensch gestaltet seine Lebensaktivitäten selbstständig.
- **Selbstbestimmung:** Der zu pflegende Mensch bestimmt selbst, was er tun und zulassen möchte.
- **Selbstwirksamkeit:** Der zu pflegende Mensch vertraut auch in außerordentlichen Situationen seinen Kompetenzen und kann gewünschte Handlungen selbst durchführen.

7 Organisation der Pflegetätigkeit

7.8 Kompensatorische Pflege

KB I
II, V

Bei der **kompensatorischen Pflege** werden häufig Verrichtungen vollständig übernommen, die durch den zu pflegenden Menschen nicht mehr geleistet werden können. Verlorene Fähigkeiten oder Störungen werden nicht weiter behandelt, sondern z. B. über Hilfsmittel und technische Geräte ausgeglichen.
Ziel ist es, ein **Selbstpflegedefizit** auszugleichen, die Versorgung zu erleichtern und den Selbstwert zu erhalten. Eine Kompensation kann vorübergehend oder dauerhaft notwendig sein.

Kann kompensatorische Pflege als Gegensatz zur aktivierenden Pflege gesehen werden? Begründen Sie Ihre Antwort.

7.8 Kompensatorische Pflege

Kompensatorische Pflege als Gegensatz zur aktivierenden Pflege?

Nein, da sie ein gleichwertiges Mittel ist, um die Lebensqualität der betroffenen Person zu erhalten oder zu verbessern. Sowohl bei der kompensatorischen als auch bei der aktivierenden Pflege (→ K39) werden, so weit wie möglich, die Ressourcen des zu pflegenden Menschen mit einbezogen.

7 Organisation der Pflegetätigkeit

7.9 Pflegedokumentation – Grundlagen

Bei der **Pflegedokumentation** werden Aufzeichnungen und Daten gesammelt, die zur Sicherung von Informationen dienen und den Pflegeprozess nachvollziehbar machen. Es besteht eine schriftliche **Dokumentationspflicht** in der Pflege.

Welche Ziele verfolgt die Pflegedokumentation?

7.9 Pflegedokumentation – Grundlagen

Ziele der Pflegedokumentation

- Informationen zur Verfügung stellen (therapeutisches Team)
- Informationen übersichtlich ordnen
- Dokumentationspflicht erfüllen
- Daten für Erhebungen sammeln
- Erbrachte Leistungen abrechnen
- Informationen nachlesen und nachprüfen
- Erbrachte Leistungen im juristischen Sinne nachweisen können
- Pflegeziele überprüfen
- Wirksamkeit von Pflegemaßnahmen (→ K45) überprüfen

7 Organisation der Pflegetätigkeit

7.10 Pflegedokumentation – Bestandteile

KB I

Zur **Pflegedokumentation** gehören verschiedene Formulare und Formen der Pflegeplanung. Je nach Erkrankung oder Pflegephänomen sind zu den grundlegenden Dokumenten zusätzliche Dokumentationsbögen notwendig.

Welche Inhalte gehören in die Pflegedokumentation?

7.10 Pflegedokumentation – Bestandteile

Mögliche Inhalte einer Pflegedokumentation

- Körperliche, geistige, seelische Untersuchung/Pflegebefund
- Erstgespräch/Pflegeanamnese
- Biografiearbeit (→ K48)/soziale Situation
- Einschätzung der Pflegebedürftigkeit (→ K84)
- Erhebung des Pflegebedarfs
- Ziele definieren
- Maßnahmen planen und durchführen
- Beobachten
- Evaluation
- Pflegemaßnahmen anpassen

7 Organisation der Pflegetätigkeit

7.11 Strukturmodell

KB I

Das **Strukturmodell** des Bundesministeriums für Gesundheit baut auf einem vierphasigen Pflegeprozess auf. Das Besondere ist die Personenzentrierung in der Planung. Im Zuge der Entstehung des Strukturmodells wurde eine neue Gliederung der Themen bei der Informationssammlung vorgenommen.

Warum wurde das Strukturmodell eingeführt und wie ist es aufgebaut?

7.11 Strukturmodell

Grund der Einführung:
Das Strukturmodell dient der Entbürokratisierung der Pflegedokumentation.

Element 1	Element 2	Element 3	Element 4
SIS® mit den Kernelementen: • Eigeneinschätzung der pflegebedürftigen Person • sechs Themenfelder zur fachlichen Einschätzung durch die Pflegefachkraft • Matrix zur Ersteinschätzung pflegesensitiver Risiken/Phänomene	Individueller **Maßnahmenplan** auf Grundlage der Erkenntnisse aus der SIS®	**Berichteblatt** mit Fokussierung auf: • Abweichungen vom Maßnahmenplan • aktuelle Ereignisse • Informationen durch weitere Beteiligte	**Evaluation:** Festlegung von individuellen Evaluationsdaten oder Zeiträumen aus Erkenntnissen • der SIS® • des Maßnahmenplans • des Berichteblattes

Abb. 7.3 Die vier Elemente des Strukturmodells. [V738, L143]

7 Organisation der Pflegetätigkeit

7.12 Strukturierte Informationssammlung KB I

Die **Strukturierte Informationssammlung** (SIS®) ist Teil des Strukturmodells. Die Gliederung orientiert sich an den Begutachtungsrichtlinien (BRi) des MD (Medizinischer Dienst seit der Reform im Juni 2021, bisher auch bekannt als Medizinischer Dienst der Krankenversicherung oder MDK) im Rahmen der Feststellung der Pflegebedürftigkeit.

Welche sechs Themenfelder sind in der Strukturierten Informationssammlung (stationär) genannt?

7.12 Strukturierte Informationssammlung

Sechs Themenfelder der Strukturierten Informationssammlung (stationär)

- Kognitive und kommunikative Fähigkeiten
- Mobilität und Bewegung
- Krankheitsbezogene Anforderungen und Belastungen
- Selbstversorgung
- Leben in sozialen Beziehungen
- Wohnen/Häuslichkeit

7 Organisation der Pflegetätigkeit

7.13 Maßnahmenplan und Berichteblatt

KB I

Pflegemaßnahmen werden gemeinsam mit dem zu pflegenden Menschen besprochen und beziehen sich auf die Ziele, die gemeinsam mit ihm erreicht werden sollen. Sie werden im Maßnahmenplan dokumentiert.

Das **Berichteblatt** wird zur Dokumentation (→ K42) genutzt, um den Verlauf des Pflegeprozesses zu hinterlegen und muss nicht täglich ausgefüllt werden.

Welche Aussagen sollten Pflegemaßnahmen beinhalten?

Was wird im Berichteblatt dokumentiert?

7.13 Maßnahmenplan und Berichteblatt

Kriterien der Beschreibung von Pflegemaßnahmen

- Wer macht
- Wann, wie oft?
- Was
- Wie
- Womit? Wo?

Inhalt des Berichteblattes

Im Berichteblatt werden nur Abweichungen von der geplanten Pflege dokumentiert.

7 Organisation der Pflegetätigkeit

7.14 Bedürfnismodelle der Pflege

Für die Erfassung der menschlichen Bedürfnisse und der Informationssammlung im Pflegeprozess haben sich u. a. Bedürfnismodelle als Strukturierungshilfen bewährt.
Ein Kernelement der Theorie von **Liliane Juchli** stellt ihr Modell der „Aktivitäten des täglichen Lebens" (ATL) dar. Dabei versuchte sie, die Komplexität des Menschseins und Lebens sowie damit verbundene Gesundheits- und Pflegebedürfnisse zu erfassen.
Ein zentraler Bestandteil des Konzepts nach **Monika Krohwinkel** ist das ABEDL®-Strukturierungsmodell (Aktivitäten, Beziehungen und existenzielle Erfahrungen des täglichen Lebens). Es ermöglicht eine individuelle und ressourcenorientierte Pflegeplanung und Dokumentation mit anschließender Evaluation.

Stellen Sie die 13 ABEDL nach Krohwinkel den 12 ATL nach Juchli gegenüber.

7.14 Bedürfnismodelle der Pflege

13 ABEDL nach M. Krohwinkel	12 ATL nach L. Juchli
Vitale Funktionen des Lebens aufrechterhalten können	Atmen
Essen und trinken können	Essen und Trinken
Ausscheiden können	Ausscheiden
Sich bewegen können	Sich bewegen
Ruhen, schlafen und sich entspannen können	Wach sein und schlafen
Sich pflegen können	Sich waschen und kleiden
Sich kleiden können	
	Körpertemperatur regulieren
Für eine sichere/fördernde Umgebung sorgen können	Sich sicher fühlen und verhalten
Sich beschäftigen, lernen, entwickeln können	Raum und Zeit gestalten
Soziale Kontakte und Beziehungen sichern und gestalten können	
Kommunizieren können	Kommunizieren
Die eigene Sexualität leben können	Kind/Frau/Mann sein
Mit existenziellen Erfahrungen des Lebens umgehen und sich dabei entwickeln können	Sinn finden im Werden/Sein/Vergehen

Tab. 7.1 13 ABEDL und 12 ATL

7 Organisation der Pflegetätigkeit

7.15 Ressourcen und Zielformulierung

KB I

Die **Ressourcen** beschreiben die Fähigkeiten und Fertigkeiten des zu pflegenden Menschen, Folgen von Gesundheitsproblemen aus eigener Kraft ganz oder teilweise auszugleichen. Ressourcen können außerdem seine Motivation und Widerstandsfähigkeit *(Resilienz)* miteinbeziehen. Diese zu kennen ist besonders für eine aktivierende Pflege (→ K39) wichtig.
Ziele beschreiben den Soll-Zustand, den der zu pflegende Mensch durch (Pflege-)Maßnahmen erreichen kann und soll. Man unterteilt dabei Nah- und Fernziele.

Welche Art von Ressourcen kann ein Mensch besitzen?

Wie werden Pflegeziele korrekt formuliert?

7.15 Ressourcen und Zielformulierung

Ressourcen

- Körperliche Ressourcen
- Psychische Ressourcen
- Kognitive Ressourcen
- Spirituelle Ressourcen
- Räumliche Ressourcen
- Soziale Ressourcen
- Ökonomische Ressourcen

Die Nutzung von Ressourcen ist die Grundlage der aktivierenden Pflege. Alles, was der zu pflegende Mensch selbständig durchführen kann, soll er tun, auch wenn die Pflege dann mehr Zeit in Anspruch nimmt.

Ziele

Ziele werden nach dem SMART-Prinzip formuliert:

- **S**pezifisch
- **M**essbar
- **A**kzeptiert
- **R**ealisierbar
- **T**erminierbar

7 Organisation der Pflegetätigkeit

7.16 Biografiearbeit

KB I
II, V

Die **Biografie** oder Lebensgeschichte bringt den individuellen Reifungsprozess eines Menschen zum Ausdruck. Dieser wird von verschiedenen Einflüssen wie z. B. Familie, Herkunft, Bildung, Beruf oder sozialem Umfeld geprägt.

Vervollständigen Sie den Lückentext.

Die Biografiearbeit beschreibt die ______________ mit der Lebensgeschichte eines Menschen. Sie dient der individuellen und ______________ Gestaltung des Pflegealltags. Auf diese Weise werden ______________, ______________ und Zukunft des zu pflegenden Menschen miteinander verbunden. Durch „Erzählenlassen" können das ______________ und die ______________ des zu pflegenden Menschen gesteigert werden.

7.16 Biografiearbeit

Die **Biografiearbeit** beschreibt die Beschäftigung mit der Lebensgeschichte eines Menschen. Sie dient der individuellen und ressourcenorientierten Gestaltung des Pflegealltags. Auf diese Weise werden Vergangenheit, Gegenwart und Zukunft des zu pflegenden Menschen miteinander verbunden. Durch „Erzählenlassen" können das Wohlbefinden und die Lebenszufriedenheit des zu pflegenden Menschen gesteigert werden.

7 Organisation der Pflegetätigkeit

7.17 Entlassungsmanagement

Das **Entlassungsmanagement** umfasst alle Tätigkeiten im Zusammenhang mit der Entlassung oder Verlegung eines zu pflegenden Menschen aus einer stationären Einrichtung in eine weiterversorgende Einrichtung oder nach Hause.

Welche Ziele verfolgt das Entlassungsmanagement?

7.17 Entlassungsmanagement

Ziele des Entlassungsmanagements

- Risiko von Versorgungsproblemen erkennen
- Pflege- und Unterstützungsbedarf des zu pflegenden Menschen frühzeitig feststellen
- Weitere Versorgung planen und organisieren
- Versorgung kontinuierlich sicherstellen
- Entlastung der Angehörigen und des zu pflegenden Menschen
- Ungeplanter Aufenthalt im Krankenhaus durch beeinflussbare Verschlechterung der Situation vermeiden
- Lücken in der häuslichen Versorgung vermeiden
- Notfallgeschehen verhindern

7 Organisation der Pflegetätigkeit

7.18 Case Management

KB IV

Das **Case-Management** *(Fallmanagement)* soll unter komplexen Bedingungen Hilfemöglichkeiten anbieten und mit allen Beteiligten abstimmen. Alle möglichen Ressourcen, die den zu Pflegenden selbst und sein Umfeld betreffen, sollten hierfür genutzt werden. Das Case-Management wird am konkreten Unterstützungsbedarf des Bedürftigen ausgerichtet.

Wie läuft der Case-Management-Prozess ab und woran erinnert Sie der Prozess?

7.18 Case Management

Ablauf Case-Management-Prozess

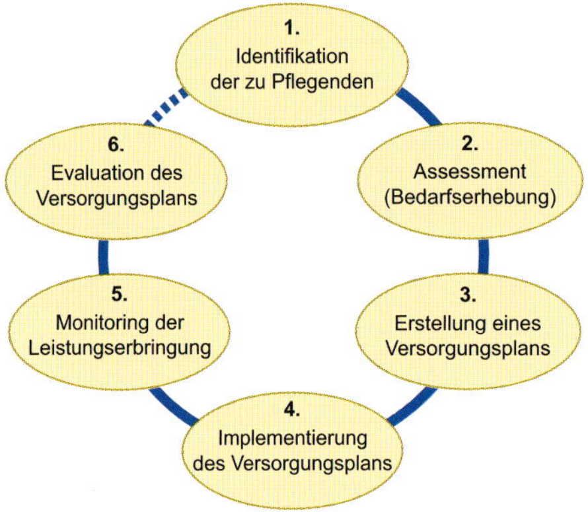

Abb. 7.4 Regelkreis des Case Managements. Gestaltet sich in 6 Schritten, ähnlich wie der Pflegeprozess. [L234]

8 Qualitätsmanagement und Qualitätssicherung

8.1 Qualitätsmanagement

KB IV

Seit der Einführung der Pflegeversicherung 1995 sind Qualität, Qualitätssicherung und **Qualitätsmanagement** für die Pflege ein wichtiges Thema geworden. Die Beurteilung von Qualität und der Umsetzung von Qualitätsstandards hat eine zentrale Rolle im Gesundheitswesen erhalten. Ein Instrument für die Sicherung der Qualität ist der Expertenstandard (→ K23).

Beschreiben Sie die drei Ebenen der Struktur-, Prozess- und Ergebnisqualität.

8.1 Qualitätsmanagement

Drei Ebenen der Qualität

Strukturqualität:
Rahmenbedingungen, in denen Leistungen erbracht werden:
- Personelle Ausstattung
- Materielle Ausstattung
- Organisation

Prozessqualität:
Abläufe der Versorgung und Maßnahmen, die innerhalb der Versorgung durchgeführt werden (Was? Wie?):
- Wie werden die Leistungen durchgeführt?
- Anwendung fachlicher Standards (z. B. Expertenstandards)

Ergebnisqualität:
Ergebnis der Leistung im Abgleich mit dem zu erreichenden Ziel:
- Erkennen von Veränderungen des pflegerischen Zustands
- Erfassen von Risiken in der pflegerischen Versorgung
- Beurteilen der Zufriedenheit von zu pflegenden Menschen

8 Qualitätsmanagement und Qualitätssicherung

8.2 Ökonomisch und ökologisch Handeln

KB IV

Ökonomie und Ökologie beschreiben unterschiedliche Bereiche. Trotzdem gibt es Überschneidungen beider Themengebiete. Wenn das Wissen aus der **Ökonomie** mit den Erkenntnissen der Pflegewissenschaft verbunden wird, kann der zu pflegende Mensch adäquat versorgt werden. Die Beachtung der **Ökologie** ist erforderlich, um mit den begrenzten Ressourcen eine bestmögliche Versorgung sicherzustellen und Verschwendung zu vermeiden.

Nennen Sie Beispiele für ökologisches Handeln in der Pflege.

8.2 Ökonomisch und ökologisch Handeln

Beispiele für ökologisches Handeln im Pflegealltag

- Umweltverträgliche Produkte nutzen
- Einkauf von Verbrauchsmaterialien (kurze Wege, regional)
- Entsorgung (Mülltrennung, ökologisch vertretbar)
- Hersteller bevorzugen, die umweltverträgliche Prozesse bei der Herstellung von Produkten nutzen
- Sinnvolles Einsetzen von Verbrauchsmaterialien
- Unnötige Ausdrucke vermeiden, um Papier zu sparen
- Bei der Körperpflege der zu pflegenden Menschen nicht unnötig Wasser laufen lassen
- Elektrogeräte nicht im Standby-Modus lassen
- Licht ausschalten, wenn niemand im Raum ist
- Vernünftig lüften und heizen

9 Recht

9.1 Gesetzliche Grundlagen für Pflegeberufe

KB IV

In der Pflege gibt es eine Vielzahl von **Gesetzen,** die Beachtung finden. Eine Nichtachtung bestimmter gesetzlicher Vorgaben kann z. B. strafrechtliche Konsequenzen nach sich ziehen.
Die gesetzlichen Grundlagen der Pflege sind z. B. im **Sozialgesetz** verankert.

Welche gesetzlichen Grundlagen sind in der Pflege zu beachten?

Skizzieren Sie die Dreiecksbeziehung zwischen Einrichtung, Pflege und zu pflegender Person.

9.1 Gesetzliche Grundlagen für Pflegeberufe

Gesetzliche Grundlagen Pflegender:

- Grundgesetz
- Strafgesetz
- Zivilrecht
- Sozialgesetz
- Arbeits(schutz)recht
- Arzneimittelgesetz
- Betäubungsmittelgesetz
- Infektionsschutzgesetz
- Medizinproduktegesetz
- Transplantationsgesetz

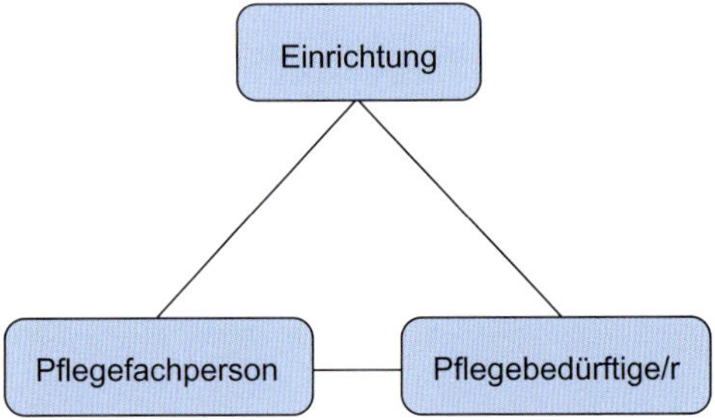

Abb. 9.1 Rechtliche Dreiecksbeziehung. [L143]

9 Recht

9.2 Ethisches Handeln in konkreten Situationen

KB V
IV

In der Pflege kommen viele Situationen vor, die ethisch betrachtet werden müssen. Dabei muss oft eine Abwägung von **Rechtsgütern** vorgenommen werden. Die Entscheidung über Handlungen kann z. B. in ethischen Fallbesprechungen geklärt werden.

Rechtsgüter laut dem Grundgesetz in Artikel 2 (2) sind:

a) Recht auf Leben und körperliche Unversehrtheit

b) Die Freiheit der Person ist unverletzlich

Welche der oben genannten Rechtsgüter sind in folgenden Situationen eingeschränkt?

1. Künstliche Ernährung über eine perkutane endoskopische Gastrostomie (PEG)
2. Subkutan-Injektion
3. Bettgitter
4. Unterlassene Wiederbelebung

9.2 Ethisches Handeln in konkreten Situationen

Einschränkung der Rechtsgüter

a) Recht auf Leben und körperliche Unversehrtheit eingeschränkt durch:
   1. Künstliche Ernährung über eine perkutane endoskopische Gastrostomie (PEG)
   2. Subkutan-Injektion
   4. Unterlassene Wiederbelebung

b) Die Freiheit der Person ist unverletzlich eingeschränkt durch:
   3. Bettgitter

9 Recht

9.3 Autonomie des zu pflegenden Menschen

KB V
II, IV

Im Grundgesetz ist das **Prinzip der Selbstbestimmung** verankert. Daraus resultiert Respekt vor dem zu pflegenden Menschen und beinhaltet die Beachtung seiner **Autonomie.** Das Autonomieprinzip ist im pflegerischen Alltag beim Einverständnis in pflegerische und medizinische Maßnahmen von Bedeutung. Jeder geschäftsfähigen Person wird juristisch damit das Recht zugestanden, eigene Entscheidungen zu treffen.

Welche juristische Voraussetzung muss gegeben sein, um die Willensbekundung des zu pflegenden Menschen anerkennen zu können?

9.3 Autonomie des zu pflegenden Menschen

Juristische Voraussetzung ist die Einwilligungsfähigkeit.

Jeder, der Art, Bedeutung, Tragweite und Risiken der pflegerischen und ärztlichen Maßnahme erfassen und seinen Willen dementsprechend bestimmen kann, ist einwilligungsfähig. Dazu muss die Person Vorteile und Risiken gegeneinander abwägen und das Ergebnis für sich bewerten können.

9 Recht

9.4 Kranken- und Pflegeversicherung

Die Leistungen der **Krankenversicherung** werden in Bezug auf die Pflege im Sozialgesetzbuch V geregelt. Dort werden z. B. Grundlagen für die häusliche Pflege, Behandlungspflege oder palliative Pflege beschrieben.
Die **Pflegeversicherung** soll Menschen mit drohendem oder bestehendem Hilfebedarf ein selbstständiges und selbstbestimmtes Leben vorrangig in häuslicher Umgebung ermöglichen.

Wer hat Anspruch auf Grundpflege nach dem SGB V?

Welche Aufgaben hat die Pflegeberatung nach SGB XI?

9.4 Kranken- und Pflegeversicherung

Anspruch auf Grundpflege nach dem SGB V

- Wenn keine Pflegebedürftigkeit oder maximal Pflegegrad I vorliegt
- Nach schwerer Krankheit
- Bei akuter Verschlimmerung einer Krankheit
- Nach Krankenhausaufenthalt
- Nach ambulanten Operationen

Aufgaben der Pflegeberatung nach SGB XI

- Erfassung und Analyse des Hilfebedarfs (Begutachtung durch den MDK)
- Erstellung eines Versorgungsplans
- Die Durchführung der Maßnahmen des Versorgungsplans soll vorangebracht werden
- Umsetzung des Versorgungsplans wird überwacht
- Der Prozess wird ausgewertet und dokumentiert

9 Recht

9.5 Arbeitsrecht

Das **Arbeitsrecht** umfasst alle rechtlichen Regelungen im Zusammenhang mit dem **Arbeitsverhältnis** eines Menschen, der einer unselbstständigen und abhängigen Erwerbstätigkeit nachgeht. Hier werden die Rechte und Pflichten zwischen Arbeitgeber und Arbeitnehmer geregelt. Die Grundlagen des Arbeitsverhältnisses werden in einem **Arbeitsvertrag** festgehalten.

Welche Angaben sollte ein Arbeitsvertrag mindestens enthalten?

Ordnen Sie zu, welche der genannten Pflichten jeweils Arbeitgeber und Arbeitnehmer haben.

- Pflicht zur Arbeitsleistung
- Pflicht zur Zahlung des Arbeitsentgelts
- Fürsorgepflicht
- Verschwiegenheitspflicht
- Wettbewerbsverbot
- Gleichbehandlungsgrundsatz
- Treuepflicht
- Pflicht zum Gehorsam

9.5 Arbeitsrecht

Angaben im Arbeitsvertrag

- Beschreibung des Tätigkeitsfelds
- Arbeitszeiten
- Urlaub
- Vergütung
- Beendigung des Arbeitsverhältnisses

Pflichten des Arbeitgebers

- Pflicht zur Zahlung des Arbeitsentgelts
- Fürsorgepflicht
- Gleichbehandlungsgrundsatz

Pflichten des Arbeitnehmers

- Pflicht zur Arbeitsleistung
- Verschwiegenheitspflicht
- Wettbewerbsverbot
- Treuepflicht
- Pflicht zum Gehorsam

9 Recht

9.6 Schweigepflicht

KB IV

Die **Schweigepflicht** umfasst verschiedene Vorgänge im Pflegealltag. Ein Verstoß gegen die Schweigepflicht liegt vor, wenn z. B. Informationen bewusst an Unbefugte weitergegeben werden oder diese aufgrund eines sorglosen Umgangs mit Dokumentationen Einblick in schützenswerte Daten nehmen können.

Welche Informationen unterliegen der Schweigepflicht?

Machen Sie Aussagen zur Gültigkeit der Schweigepflicht.

Welche gesetzliche Grundlage für die Schweigepflicht gibt es?

9.6 Schweigepflicht

Alle Informationen über zu pflegende Menschen, die Pflegende während der Ausübung ihres Berufs erfahren, unterliegen der Schweigepflicht, z. B.:

- Diagnosen
- Krankheitsverlauf
- Persönliche Daten und Gewohnheiten
- Informationen über das Privatleben der zu Pflegenden
- Interne Abläufe am Arbeitsplatz

Gültigkeit der Schweigepflicht:

- Schweigepflicht gilt nicht innerhalb eines Behandlungsablaufes → Pflegende benötigen alle entsprechenden Informationen über die pflegendbedürftigen Menschen, um die Therapie durchführen zu können
- Gilt über den Tod hinaus

Gesetzliche Grundlage der Schweigepflicht:

„Verletzung von Privatgeheimnissen“, § 203 StGB (Strafgesetzbuch)

9 Recht

9.7 Körperverletzung

Nach dem Grundgesetz hat jeder Mensch das **Recht auf körperliche Unversehrtheit.** Jeder Eingriff in dieses Recht ist aus juristischer Sicht eine **Körperverletzung.** Das passiert z. B. bei operativen oder diagnostischen Eingriffen. Eine vorsätzliche oder fahrlässige Körperverletzung ist strafbar.

Wann wird eine Körperverletzung nicht unter Strafe gestellt?

9.7 Körperverletzung

Entfallen der Strafbarkeit

- Strafbarkeit entfällt nur durch eine **wirksame Einwilligung** des zu pflegenden Menschen oder seines Betreuers nach § 228 StGB.
- Damit die Einwilligung wirksam ist, muss der zu Pflegende über Art und Umfang der beabsichtigten (ärztlichen) Maßnahme ausreichend aufgeklärt worden sein.

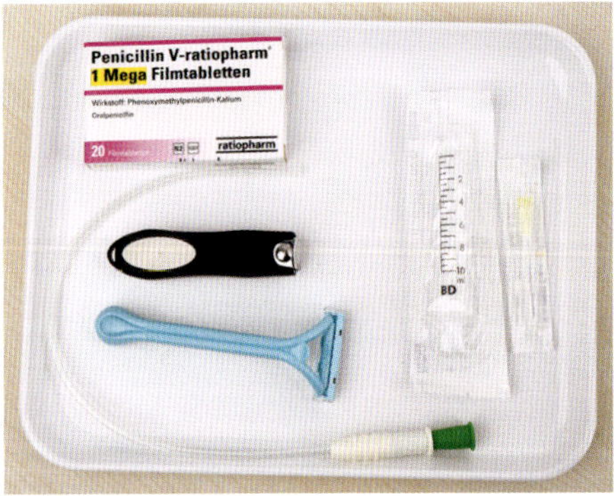

Abb. 9.2 Medikamente sowie therapeutische und pflegerische Hilfsmittel, deren Verabreichung bzw. Einsatz eine Körperverletzung darstellt, sofern der zu Pflegende nicht zugestimmt hat. [J803]

9 Recht

9.8 Freiheitsentziehende Maßnahmen

Maßnahmen, die bewirken, dass der zu pflegende Mensch z. B. in seiner Bewegung und Entfaltung eingeschränkt wird, müssen richterlich angeordnet werden. Ansonsten ist dieser Freiheitsentzug strafbar.

Wann liegen freiheitsentziehende Maßnahmen vor?

9.8 Freiheitsentziehende Maßnahmen

Freiheitsentziehende Maßnahmen (FEM) liegen dann vor, wenn ein Mensch seinen Willen, sich frei zu bewegen, für längere Zeit oder regelmäßig nicht verwirklichen kann. Das kann z. B. auf verschiedenen Wegen durchgeführt werden:

- Fixierungen mit Gurten
- Abschließen von Türen
- Tisch vor dem Rollstuhl, sodass der zu pflegende Mensch nicht aufstehen kann
- Weichlagerungsmatratze, die daran hindert, dass Bett zu verlassen
- Gabe von Medikamenten, die das Bewusstsein trüben
- Entwendung von Hilfsmitteln, die für die Fortbewegung wichtig sind
- Wegnahme von Kleidung

9 Recht

9.9 Sterbehilfe

Bei der **Sterbehilfe** wird im Sprachgebrauch zwischen Beihilfe zur Selbsttötung sowie zwischen indirekter, passiver und aktiver Sterbehilfe unterschieden. Die rechtliche Beurteilung der Sterbehilfe unterscheidet sich in strafbare und straffreie Handlungen.

Füllen Sie die leeren Felder in der Abbildung aus.

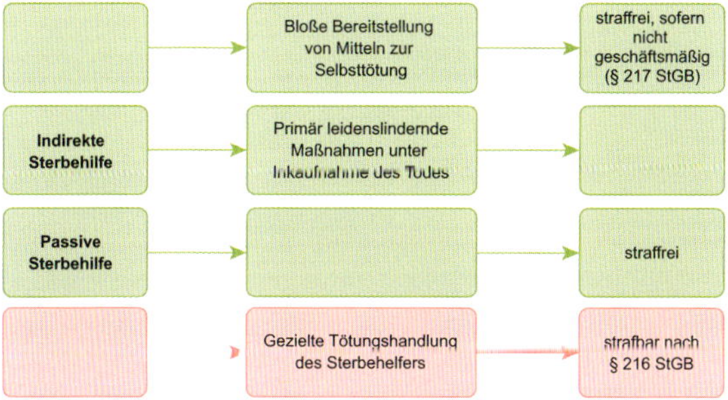

Abb. 9.3a Formen der Sterbehilfe und ihre rechtliche Einordnung. Modifiziert nach Siefahrt, 2015. [L143]

9.9 Sterbehilfe

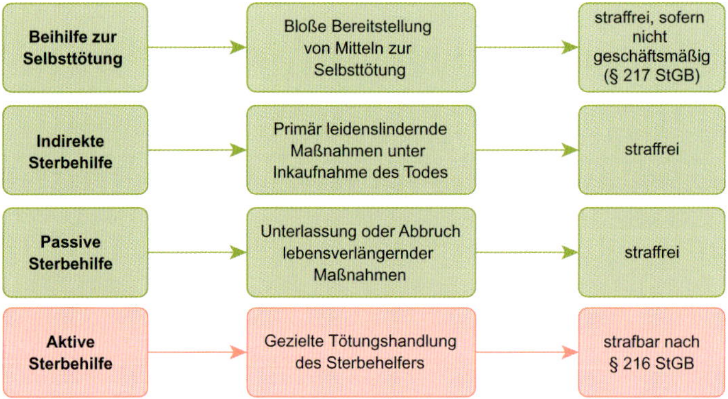

Abb. 9.3b Formen der Sterbehilfe und ihre rechtliche Einordnung. Modifiziert nach Siefahrt, 2015. [L143]

9 Recht

9.10 Betreuungsrecht

KB IV

Ist eine Person aus körperlichen, psychischen, geistigen oder seelischen Gründen nicht mehr in der Lage, ihre Angelegenheiten ganz oder teilweise zu besorgen, treten Regelungen des **Betreuungsrechts,** nach § 1896 Bürgerliches Gesetzbuch, ein. Der Betreuer ist nur für die Aufgabenkreise zuständig, für die er eingesetzt wurde.

Welche Lebensbereiche können durch eine Betreuung geregelt werden?

9.10 Betreuungsrecht

Lebensbereiche, die über eine Betreuung geregelt werden können, sind:

- Gesundheitssorge (Entscheidung über medizinische Behandlungen)
- Bestimmung des Aufenthalts (z. B. Unterbringung bei Gefährdung)
- Wohnungsangelegenheiten
- Vertretung vor Gericht
- Vertretung bei Behörden (Kontakt mit Ämtern, Versicherungen etc.)
- Vermögenssorge (Verwaltung von Konten, Zahlungsverkehr, Heimkosten etc.)
- Post- und Fernmeldeverkehr (Briefe öffnen)

9 Recht

9.11 Infektionsschutzgesetz

KB IV

Der Sinn des **Infektionsschutzgesetzes (IfSG)** ist die Verhinderung, Übertragung und Bekämpfung der Ausbreitung ansteckender Krankheiten. Infektionswellen sollen frühzeitig erkannt und die Weiterverbreitung soll aufgehalten werden. Deshalb beinhaltet das Infektionsschutzgesetz die **Meldepflicht** bestimmter Krankheiten an das Gesundheitsamt. So kann erkannt werden, wie schnell und auf welche Weise sich Infektionen ausbreiten.

Welche Informationen muss die Meldepflicht beinhalten?

Welche der folgenden Infektionen müssen nicht gemeldet werden?

Botulismus, Pest, Tollwut, Helicobacter-Infektion, Gelbfieber, Salmonellose, Hepatitis C, Typhus, Mykosen, Pocken, Masern, Sepsis, Zytomegalie, Rotaviren, Infektion mit E. coli-Bakterien, Ebolavirus, Covid-19, HIV, Keuchhusten, Tuberkulose, Influenza

9.11 Infektionsschutzgesetz

Inhalt der Meldepflicht (je nach Infektion müssen die Angaben unterschiedlich ausführlich sein):

- Name, Vorname der infizierten Person
- Geschlecht
- Geburtsdatum
- Anschrift der Hauptwohnung und/oder des Aufenthaltsorts
- Tätigkeit in Einrichtungen oder Gewerbe
- Betreuung in einer Gemeinschaftseinrichtung
- Diagnose oder Verdachtsdiagnose
- Tag der Erkrankung/Tag der Diagnose
- Gegebenenfalls Tag des Todes
- Wahrscheinliche Infektionsquelle
- Land der Infektion

Nicht meldepflichtige Krankheiten:

- Helicobacter-Infektion
- Mykosen
- Sepsis
- Zytomegalie
- Infektion mit E. coli-Bakterien

9 Recht

9.12 Arzneimittelgesetz

Das **Arzneimittelgesetz (AMG)** enthält Regelungen zur Herstellung, Zulassung, Kontrolle, Verschreibung und Abgabe von Arzneimitteln. Ebenso wird die Produkthaftung des Herstellers beschrieben. Im Pflegealltag sind vor allem die Vorschriften über die Verschreibung und Abgabe der Arzneimittel wichtig.

Welche Verschreibungs- und Abgabearten von Arzneimitteln gibt es?

9.12 Arzneimittelgesetz

Arten der Verschreibung und Abgabe von Arzneimitteln

- Frei verkäufliche Arzneimittel, z. B. pflanzliche Tees
- Apothekenpflichtige Arzneimittel, z. B. Schmerzmittel
- Nicht verschreibungspflichtige Arzneimittel
- Verschreibungspflichtige (rezeptpflichtige) Arzneimittel, z. B. Antibiotika
- Verschreibungsfähige Betäubungsmittel, z. B. Morphin

9 Recht

9.13 Delegation ärztlicher Tätigkeiten

KB IV

Die **Delegation ärztlicher Tätigkeiten** ist im SGB V und im Pflegeberufegesetz geregelt. Die Übernahme ärztlicher Tätigkeiten bedingt verschiedene Formen der Verantwortung.

Welche Verantwortungsformen im Rahmen der Delegation gibt es?

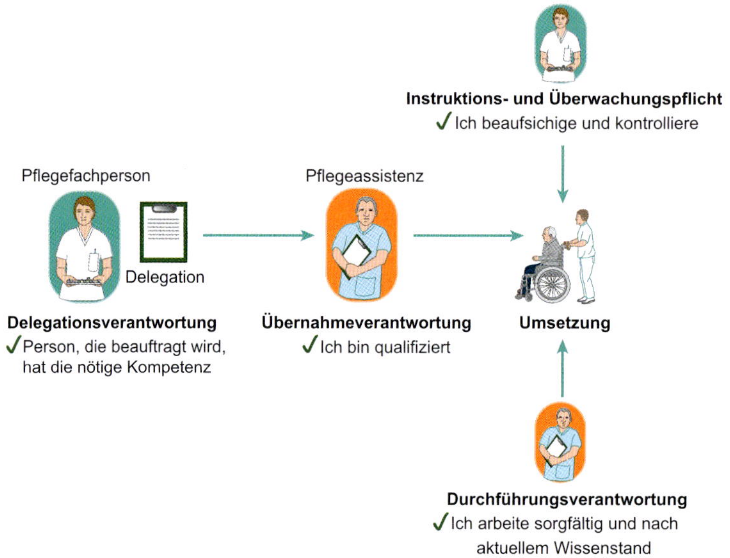

Abb. 9.4 Handlungsabfolge und Überblick über Verantwortungsarten und Pflichten im Rahmen der Delegation. [L138]

10 Kommunikation

10.1 Kommunikationsgrundlagen

Das Wort **Kommunikation** leitet sich von dem lateinischem Wort *communicatio* ab und bedeutet Mitteilung. Es beschreibt den Informationsaustausch zwischen Menschen. Es muss also eine Nachricht sowie mindestens einen Sender und einen Empfänger geben, damit Kommunikation stattfinden kann.
Da Kommunikation sehr komplex ist, wurden zur Veranschaulichung verschiedene Modelle entwickelt. Eines der bekanntesten ist das **Vier-Seiten-Modell** und stammt von dem Kommunikationspsychologen **Schulz von Thun.** Es legt verschiedene Faktoren dar, die das Übermitteln einer Nachricht beeinflussen und hilft beim Formulieren und Interpretieren.

Welche vier Seiten einer Nachricht hat Schulz von Thun beschrieben?

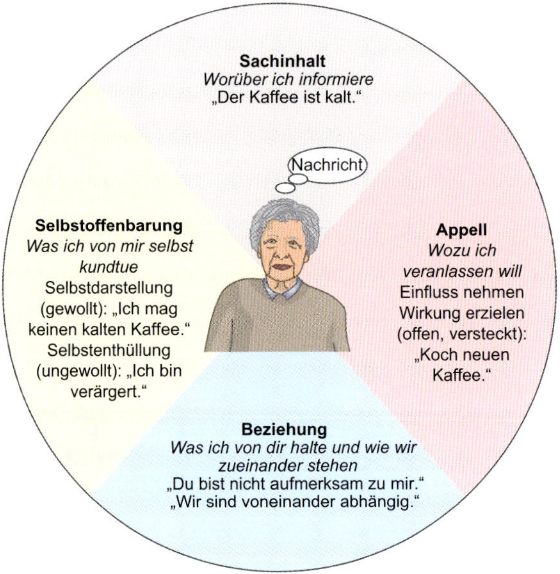

Abb. 10.1 Vier Seiten einer Nachricht nach Schulz von Thun. [L138]

10 Kommunikation

10.2 Gewaltfreie Kommunikation

KB II

Die Art und Weise, wie kommuniziert wird, kann den Austausch positiv oder negativ beeinflussen. Oft führt ein negativer verbaler Schlagabtausch nicht zum gewünschten Ziel, im Gegenteil, er behindert eine Kommunikation, die wertschätzend und empathisch sein soll.

Welche vier Komponenten enthält die Gewaltfreie Kommunikation nach Rosenberg?

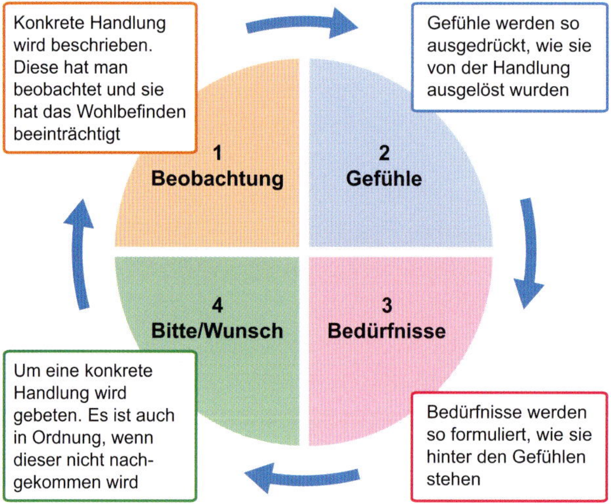

Abb. 10.2 Die vier Schritte der Gewaltfreien Kommunikation. [L143]

10 Kommunikation

10.3 Arten der Kommunikation

Lebewesen sind in der Lage, auf verschiedene Arten **miteinander Kontakt aufzunehmen.**
In besonderen Situationen, z. B. bei einer Aphasie, können zu pflegende Menschen oft nicht mehr alle Kommunikationswege nutzen, die natürlicherweise zur Verfügung stehen.

Welche Arten der Kommunikation gibt es?

10.3 Arten der Kommunikation

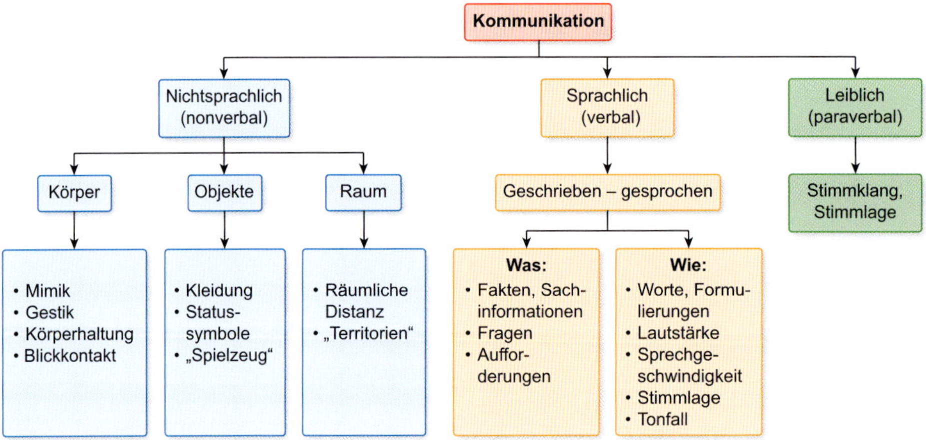

Abb. 10.3 Arten der Kommunikation. [L231]

10 Kommunikation

10.4 Einflussfaktoren auf die Kommunikation

KB II

Auch in gleichen Situationen läuft die Kommunikation nicht unbedingt identisch ab. Es gibt viele Faktoren, die die **Kommunikation beeinflussen** und ihr eine positive oder negative Richtung geben und gut oder schlecht in Erinnerung bleiben.

Welche Faktoren können die Kommunikation beeinflussen?

10.4 Einflussfaktoren auf die Kommunikation

Faktoren, die die Kommunikation beeinflussen

- Gesprächssituation (z. B. unter Zeitdruck etc.)
- Beziehung und Stellung zum Gesprächspartner (Eltern, Kinder, Partner, Freund, Kollege, Chef)
- Sozialisierung durch das Elternhaus, Werte und Normen
- Persönlichkeit (z. B. eher offen, gesprächig oder ruhig, zurückhaltend)
- Mentalität (Denk- und Auffassungsweise eines Menschen) und Kultur
- Wortschatz
- Gewählte Sprache (z. B. Fremdsprache)

10 Kommunikation

10.5 Störungen in der Kommunikation

KB II

Kommunikation kann gut oder weniger gut verlaufen und damit das Ziel entscheidend beeinflussen. **Missverständnisse** in der Kommunikation können durch verschiedene Ursachen entstehen und dadurch Störungen hervorrufen.

Welche Ursachen können zu Störungen in der Kommunikation führen?

10.5 Störungen in der Kommunikation

Mögliche Ursachen für Kommunikationsstörungen

- Ursache liegt beim **Sender:** Sender übermittelt die Nachricht so, dass der Empfänger sie nicht entschlüsseln kann, z. B. durch Dialekt, undeutliche Aussprache, Inkongruenz zwischen gesprochenem Wort und Körperhaltung
- Ursache liegt beim **Empfänger:** Empfänger wird von einem bestimmten Bild beeinflusst, welches er vom Sender hat; fühlt sich schnell angegriffen; hört die Nachricht auf einem „falschen" Ohr
- Ursache liegt bei den **Rahmenbedingungen,** z. B. schlechte Telefon-/Internetverbindung; Gespräch wird zwischen „Tür und Angel" geführt

10 Kommunikation

10.6 Gesprächsführung

Im Pflegealltag müssen professionelle Gespräche mit zu pflegenden Menschen, Angehörigen und Vertretern des therapeutischen Teams, die an der Versorgung, Diagnostik und Behandlung beteiligt sind, geführt werden. Das bedingt unterschiedliche Anforderungen an die **Gesprächsführung.** Aktives Zuhören ist dabei förderlich, da man sich in die Gefühls- und Gedankenwelt des Gegenübers einfühlt.

Welche Verhaltensweisen sind beim aktiven Zuhören hilfreich?

10.6 Gesprächsführung

Verhalten beim aktiven Zuhören

- Blickkontakt halten
- Den anderen nicht unterbrechen und ausreden lassen
- Mit dem Kopf nicken, „mmh" sagen
- Gesagtes zusammenfassend formulieren
- Rückfragen stellen
- Verbalisieren, Spiegeln
- Zentrale Aussagen hervorheben

10 Kommunikation

10.7 Beratung des zu pflegenden Menschen und seiner Angehörigen

Bei einer **Beratung** von zu pflegenden Menschen und Angehörigen sind drei Grundsätze zu beachten:
Die Beratung ist adressatengerecht, d. h., die Sprache und der Inhalt sind dem zu beratenden Klientel angepasst. Außerdem soll die Beratung den zu pflegenden Menschen durch das Verständnis der Zusammenhänge entscheidungsfähig machen. Die in der Beratung formulierten Ziele sollten umsetzbar sein, ohne den zu pflegenden Menschen vor neue Herausforderungen zu stellen.

Wie läuft eine Beratung ab?

10.7 Beratung des zu pflegenden Menschen und seiner Angehörigen

Ablauf einer Beratung

Beziehungsgestaltung:
- Pflegende und zu pflegender Mensch sollen sich auf Augenhöhe begegnen
- Der zu pflegende Mensch gestaltet die Beratung aktiv mit
- Es muss ein Vertrauensverhältnis vorhanden sein

Darstellung des Beratungsanlasses:
- Pflegende haben das Expertenwissen, um den Beratungsbedarf des zu pflegenden Menschen zu erkennen
- Zu pflegender Mensch ist individuell für sich selbst und seine persönlichen Bedürfnisse Experte

Formulierung der Beratungsziele:
- Gemeinsam mit dem zu pflegenden Menschen Beratungsziele und -wünsche formulieren

Lösungswege gemeinsam besprechen:
- Was ist für den zu pflegenden Menschen umsetzbar?
- Was erwartet ihn zu Hause?
- Welche Gewohnheiten sprechen für oder gegen die vorgeschlagene Lösung?

Reflexion:
- Zu pflegender Mensch und Pflegende vergleichen vereinbarte Ziele und korrigieren diese ggf.

10 Kommunikation

10.8 Teamführung

Ein **Team** ist eine Gruppe von Personen, die sich zusammenschließen, um eine Aufgabe gemeinsam zu lösen oder um einen gemeinsamen Zweck zu verfolgen. Die Teamziele sind an der übergeordneten Aufgabe ausgerichtet und die Anzahl und Eigenschaften der Personen sind an der Aufgabe orientiert. Die Rollen und Zusammensetzung der Gruppe sind von der zu bewältigenden Aufgabe abhängig.
Wie ein Team sich entwickelt, hängt u. a. von dem Stil ab, mit der die Gruppe geführt wird.

Welche Führungsstile gibt es?

10.8 Teamführung

Führungsstile

- **Autoritär:** Starke Kontrolle durch die Führungsperson; Mitarbeitende dürfen nicht mitentscheiden
- **Demokratisch/partizipativ:** Mitarbeitende werden in Entscheidungen einbezogen, erhalten Handlungsfreiräume und Wertschätzung
- **Laissez-faire:** Keine Führung und Koordination durch Führungsperson; keine Zuordnung von Zuständigkeiten
- **Situativ:** Führungsverhalten, was sich an die Notwendigkeiten der jeweiligen Situation und an die Fähigkeiten der Mitarbeitenden anpasst
- **Transaktional:** Führung beruht auf Zielvorgaben

11 Hygiene und Infektionen

11.1 Infektionsquellen

KB III

Infektionen können nur entstehen, wenn eine **Infektionsquelle** vorliegt, von der aus Erreger verbreitet werden. In der Pflege ist dabei der kranke oder der gesunde Mensch die Quelle, von welcher aus die Ausscheidung der Erreger, z. B. über den Stuhl oder die Atemwege, erfolgt.

Welche weiteren Infektionsquellen gibt es?

11.1 Infektionsquellen

Weitere Infektionsquellen können sein:

- Pflegeutensilien, medizinische Geräte (z. B. RR-Gerät)
- Stechampullen, Infusionslösungen
- Kleidung, Bettwäsche
- Trinkwasser
- Lebensmittel
- Sanitäre Anlagen
- Abfälle, Müll
- Tiere
- Pflanzen

11 Hygiene und Infektionen

11.2 Infektionen – Übertragungswege

Die Übertragung von krankmachenden Erregern kann auf verschiedenen Wegen geschehen. Die Erreger können von der endogenen Flora (körpereigen) oder exogen (von außen) übertragen werden. Die **Infektion** selbst hängt von der Empfindlichkeit des Erregers und der Ein- und Austrittspforte ab.

Welche Übertragungswege und Eintrittspforten gibt es? Beschriften Sie die Abbildung.

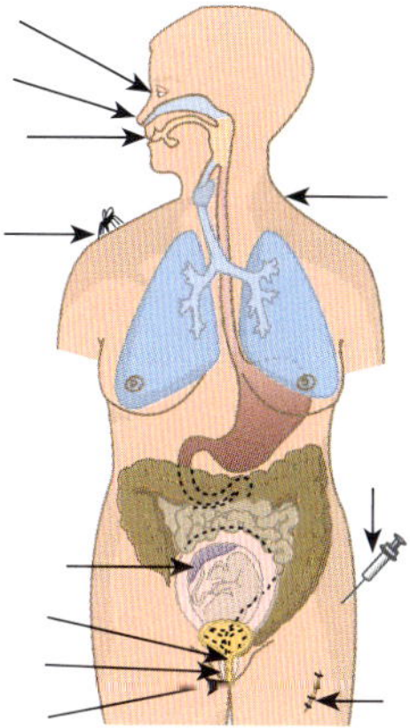

Abb. 11.1a Eintrittspforten für Mikroorganismen. [L138]

11.2 Infektionen – Übertragungswege

Übertragungswege:

- Kontaktinfektion, direkt (unmittelbarer Kontakt) und indirekt (durch kontaminierte Gegenstände)
- Fäkal-orale Übertragung (Schmierinfektion), Sonderform der Kontaktinfektion
- Tröpfcheninfektion
- Parenterale Infektion
- Sexuelle Übertragung
- Übertragung durch z. B. Stechmücken und Zecken

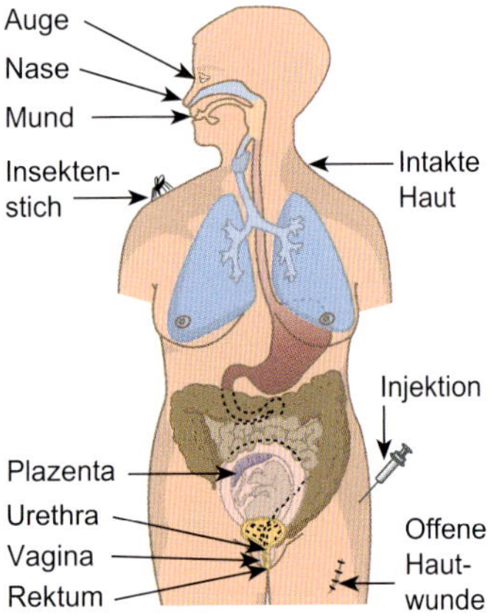

Abb. 11.1b Eintrittspforten für Mikroorganismen. [L138]

11 Hygiene und Infektionen

11.3 Nosokomiale Infektionen

Es gibt Infektionen, die auf den Aufenthalt im Krankenhaus oder ähnlichen Einrichtungen zurückzuführen sind. Diese werden **nosokomiale Infektionen** genannt. Die ambulant erworbenen Infektionen zählen nach dem Infektionsschutzgesetz ebenfalls zu den nosokomialen Infektionen.

Welche nosokomialen Infektionen kommen am häufigsten vor?

11.3 Nosokomiale Infektionen

Die häufigsten nosokomialen Infektionen

- Harnwegsinfektionen
- Atemwegsinfektionen
- Postoperative Wundinfektionen
- Sepsis

11 Hygiene und Infektionen

11.4 Multiresistente Erreger

Bei **multiresistenten Erregern** (MRE, Bakterien) handelt es sich um Krankheitserreger, die nicht auf Antibiotika reagieren. Das kann für den zu pflegenden Menschen zur Folge haben, dass z. B. Wunden nicht heilen und der zu pflegende Mensch durch die massive Ausbreitung des Bakteriums versterben kann. Bedeutsam sind dabei vor allem die **MRSA-Bakterien** (Methicillin- oder multiresistenter Staphylococcus aureus).

Welche zu pflegenden Menschen sind besonders gefährdet, durch MRSA zu erkranken?

11.4 Multiresistente Erreger

Besonders gefährdet an MRSA zu erkranken sind Menschen:

- nach Krankenhausaufenthalt
- Dialysepflichtige
- die über längere Zeit Antibiotika eingenommen haben
- mit geschwächtem Immunsystem
- mit Zu- und Ableitungen, wie z. B. Kathetern
- mit chronischen Krankheiten, z. B. Diabetiker (→ K148)
- mit Hautverletzungen und Wunden (→ K135)

11 Hygiene und Infektionen

11.5 Desinfektion

KB III

Bei der **Desinfektion** handelt es sich um eine gezielte **Keimreduktion** auf Flächen, Gegenständen, Haut und Schleimhäuten oder Wunden. Das Ziel ist es, die Gefahr von Infektionen zu minimieren. Eine Keimfreiheit kann mit der Desinfektion nicht erreicht werden.

Welche Faktoren nach dem Sinner-Kreis sind für eine Desinfektion erforderlich?

11.5 Desinfektion

Faktoren der Desinfektion

- Chemie (Desinfektionsmittel/Konzentration)
- Zeit (Einwirkzeit)
- Mechanik (Wisch-/Sprühdesinfektion)
- Temperatur

11 Hygiene und Infektionen

11.6 Antisepsis und Asepsis

KB III

Bei der **Antisepsis** werden Maßnahmen zum Erreichen von Keimarmut angewandt, z. B. durch gezielten Einsatz von Desinfektionsmitteln.
Ziel der **Asepsis** ist die absolute Keimfreiheit. Dies kann z. B. bei der Sterilisation erreicht werden.

Ordnen Sie folgende Begriffe der Asepsis oder Antisepsis richtig zu.

- Sterile Kompressen
- Händedesinfektion
- Desinfektion der Waschschüssel
- Flächendesinfektion
- Katheter legen
- Verbandwechsel
- Spritzen und Kanülen

11.6 Antisepsis und Asepsis

Asepsis	Antisepsis
• Sterile Kompressen • Katheter legen • Verbandwechsel • Spritzen und Kanülen	• Händedesinfektion • Desinfektion der Waschschüssel • Flächendesinfektion

Tab. 11.1 Asepsis und Antisepsis.

11 Hygiene und Infektionen

11.7 Händedesinfektion

KB III

Laut dem Robert-Koch-Institut sind die Hände „… die wichtigsten Überträger von Krankheitserregern. Die hygienische Händedesinfektion gilt weltweit als die wirksamste Einzelmaßnahme zur Unterbrechung von Infektionsketten."

Wann muss eine hygienische Händedesinfektion durchgeführt werden?

11.7 Händedesinfektion

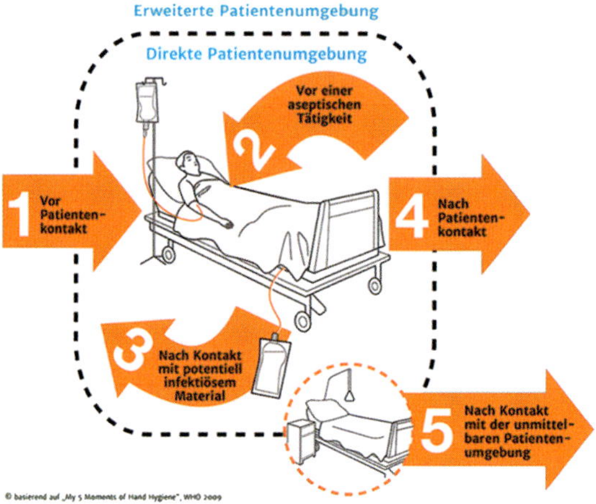

Abb. 11.2 5 Indikationen der hygienischen Händedesinfektion. [W953]

11 Hygiene und Infektionen

11.8 Hygiene der Berufskleidung

Berufskleidung oder **Dienstkleidung** wird ausschließlich am Arbeitsplatz getragen. Sie wird vor Arbeitsbeginn angelegt und vor Verlassen des Arbeitsplatzes gegen Privatkleidung getauscht. In Situationen, wo eine Kontamination mit Keimen nicht ausgeschlossen werden kann, ist eine **persönliche Schutzausrüstung** (PSA) notwendig.

Welche Richtlinien gelten für Dienstkleidung?

Was gehört zur persönlichen Schutzausrüstung?

11.8 Hygiene der Berufskleidung

Richlinien für Dienstkleidung

- Bereitstellung und Wäsche durch die Einrichtung, da die Kleidung mit einem nachgewiesenen Desinfektionsverfahren gewaschen werden muss
- Wechsel möglichst täglich, mindestens nach zwei Tagen, bei Verschmutzung zeitnah
- Bequemes, sicheres Schuhwerk

Persönliche Schutzausrüstung

- Einmalhandschuhe, Schutzkittel, Schürzen, Schutzbrille, Mund- und Nasenschutz, Atemmaske, Haar- und Kopfschutz
- Anwendungsbereiche gemäß Hygieneplan der Einrichtung

11 Hygiene und Infektionen

11.9 Persönliche Hygiene

Die Hygiene des Krankenhauses oder der jeweiligen Einrichtung ist auch abhängig von der **persönlichen Hygiene** aller Personen, die mit der Pflege und Behandlung der zu Pflegenden beschäftigt sind. Mangelnde Gepflegtheit bei Pflegepersonal ist unprofessionell und der zu pflegende Mensch kann möglicherweise deshalb kein Vertrauensverhältnis aufbauen.

Welche Aspekte der persönlichen Hygiene beachten Sie?

11.9 Persönliche Hygiene

Persönliche Hygiene

- Gepflegtes Äußeres, saubere Dienstkleidung
- Regelmäßige Körperreinigung, Mundhygiene
- Gerüche wie Schweiß, kalter Rauch oder Mundgeruch vermeiden
- Gepflegte Haare, längere Haare zusammenbinden
- Saubere Hände und Nägel
- Fingernägel dürfen die Fingerkuppe nicht überragen, keine künstlichen Nägel oder Nagellack
- Keine Fingerringe, Uhren, Armbänder, herabhängende Ketten oder Ohrringe

11 Hygiene und Infektionen

11.10 Lebensmittelhygiene

Die Krankenhaushygiene beschäftigt sich mit der Prävention, Erfassung, Auswertung und Kontrolle nosokomialer Infektionen (→ K76). Sie berücksichtigt aber z. B. auch den Aufgabenbereich der **Lebensmittelhygiene.** Durch unsachgemäße Lagerung und Zubereitung von Lebensmitteln oder mangelnde Hygiene können Keime verschleppt oder Infektionen ausgelöst werden.

Welche Grundsätze gelten beim Umgang mit Lebensmitteln?

11.10 Lebensmittelhygiene

Grundsätze zum Umgang mit Lebensmitteln

- Besucher und zu pflegende Menschen haben keinen Zutritt zur Stationsküche
- Mindesthaltbarkeit überprüfen
- Ausgegebene Lebensmittel werden nicht mehr zurückgenommen
- Lebensmittel, die beim zu pflegenden Menschen verbleiben, regelmäßig auf das Mindesthaltbarkeitsdatum (MHD) oder Anzeichen des Verfalls prüfen
- Vor und nach der Zubereitung von Speisen Hände waschen und hygienische Händedesinfektion durchführen
- Zubereitetes Essen darf maximal zwei Stunden bei Raumtemperatur stehen
- Lagerungstemperaturen und Kühlkette einhalten
- Kühlschranktemperatur täglich überprüfen und dokumentieren
- Tee nur mit kochendem Wasser aufgießen

12 Pflegeversicherung

12.1 Pflegebedürftigkeitsbegriff

KB IV

Pflegebedürftig sind Personen, die gesundheitlich bedingte Beeinträchtigungen der Selbstständigkeit oder ihrer Fähigkeiten haben. Sie benötigen Hilfe bei den alltäglichen Verrichtungen des Lebens. Die Beeinträchtigungen können körperlich, kognitiv oder psychisch sein oder es liegen gesundheitlich bedingte Belastungen oder Anforderungen vor, die nicht selbstständig zu kompensieren oder zu bewältigen sind. Die Pflegebedürftigkeit muss auf Dauer, voraussichtlich für mindestens sechs Monate, bestehen.

Wie nennt man die Gesetze, mit denen die Pflege seit 2015 reformiert wird?

Welcher Grundsatz wird bei der Behandlung von pflegebedürftigen Menschen verfolgt?

12.1 Pflegebedürftigkeitsbegriff

Mit den **Pflegestärkungsgesetzen I, II und III** werden Pflegebedürftigkeit und Anspruch auf Leistungen aus der Pflegeversicherung neu definiert.
Besonderen Wert wird auf **„ambulant vor stationär“** gelegt, das bedeutet, dass zu pflegende Menschen so lange wie möglich zu Hause in ihrer gewohnten Umgebung verbleiben sollen.

12 Pflegeversicherung

12.2 Pflegegrade

KB IV

Der **Pflegebedarf** wird durch eine Begutachtung durch den Medizinischen Dienst (MD, seit Juni 2021) festgestellt. Die Pflegekasse nimmt die Einstufung in den Pflegegrad vor, der Voraussetzung für den Bezug von Leistungen ist.

Wie viele Pflegegrade gibt es?

Wie wird der Pflegegrad ermittelt?

12.2 Pflegegrade

Es gibt **fünf Pflegegrade.** Der Pflegegrad wird anhand der sechs Module der Begutachtungsrichtlinien (BRi) festgestellt. (→ K86)

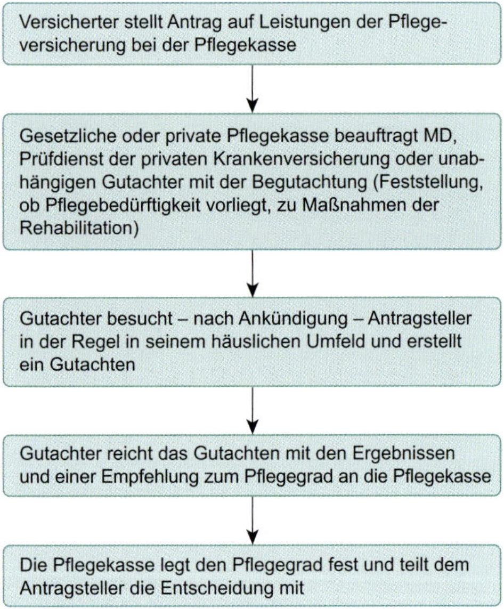

Abb. 12.1 Ablauf des Begutachtungsverfahrens. [M672, L143]

12 Pflegeversicherung

12.3 Begutachtungsrichtlinien des MD (BRi) KB IV

Grund für das **Pflegestärkungsgesetz II** 2017 ist die Förderung der Individualität in der Pflege. Hierfür wurde die starre Einstufung in Pflegestufen in flexiblere Pflegegrade umgestellt. Grundlage der Begutachtung sind die Begutachtungsrichtlinien (BRi) des MD. Dabei ist es unerheblich, ob der Pflegebedürftige physische, psychische oder geistige Beeinträchtigungen hat.

Welche sechs Module werden im Begutachtungsinstrument berücksichtigt, um die Selbstständigkeit einer Person zu erfassen?

12.3 Begutachtungsrichtlinien des MD (BRi)

Die sechs Module des MD, um die Selbstständigkeit einer Person zu erfassen:

- Kognitive und kommunikative Fähigkeiten
- Mobilität
- Verhaltensweisen und psychische Problemlagen
- Selbstversorgung
- Leben in sozialen Beziehungen
- Haushaltsführung und Wohnen

13 Basiskompetenzen pflegerischen Handelns in allen Altersstufen

13.1 Bewegung im Bett – Kinästhetik

KB I II

Ist der Mensch nicht in der Lage, seine Position im Bett selbstständig zu ändern, benötigt er pflegerische Unterstützung. **Kinästhetik®** ist eine praxisbezogene Erfahrungswissenschaft, die sich mit der Bewegungskompetenz des Menschen auseinandersetzt. Bewegung wird als eine der zentralen Grundlagen des menschlichen Lebens betrachtet.

Erklären Sie folgende Bewegungsformen:

a) Gleitendes Bewegen
b) Bewegen in Etappen

13.1 Bewegung im Bett – Kinästhetik

Gleitendes Bewegen:
Die Bewegung zum Kopfende hin findet durch Gewichtsverlagerung statt. Sie ist besonders für zu Pflegende nach Wirbelsäulen-, Becken- und Hüftgelenkoperationen geeignet. Damit dies mit wenig Anstrengung verbunden ist, muss der zu Pflegende in der Lage sein, die Beine aufzustellen und mit den Füßen abzudrücken. Die Pflegepersonen müssen darauf achten, den zu Pflegenden nicht zu ziehen, sondern warten, dass er selbst die Bewegungen ausführt. Eine gehende Bewegung ist, unter Berücksichtigung der Ressourcen des zu Pflegenden, aufgrund des physiologischen Bewegungsmusters der gleitenden Bewegung vorzuziehen.
Bewegen in Etappen:
Bei dieser Variante bewegt sich der zu Pflegende nicht nach links und rechts, sondern verlagert sein Gewicht auf Arme und Beine. Gleichzeitig bewegt er seinen Thorax *(Brustkorb)* und seine Beine in Etappen direkt nach oben.

13 Basiskompetenzen pflegerischen Handelns in allen Altersstufen

13.2 Bewegen und Transfer

Zu Pflegende, die sich nicht eigenständig bewegen können und überwiegend oder vollständig bettlägerig sind, müssen von den Pflegenden bewegt werden. Dabei ist eine ständig wechselnde Position nötig, um beispielsweise einen Dekubitus (→ K103) zu vermeiden.

Welche Daten soll ein Bewegungsförderungsplan enthalten?

Welche Arten des Transfers gibt es?

13.2 Bewegen und Transfer

Daten, die ein Bewegungsförderungsplan enthalten soll:

- Name, Geburtsdatum
- Datum
- Uhrzeit
- Lagerungsart (z. B. Rücken, Bauch, links, rechts, Mobilisation in den Stuhl, Gehen, 30°, 135°, Mikrolagerung)

Mit einem solchen Plan wird sichergestellt und überprüft, dass die Maßnahmen zur Dekubitusprophylaxe (→ K103) eingehalten werden.

Transferarten:

- Transfer ohne Bodenkontakt:
  - Wenn der zu pflegende Mensch nicht stehen kann, kann der hilfreiche und unterstützende Bodenkontakt nicht genutzt werden. Hier ist es sinnvoll, Kinästhetik anzuwenden und alle Maßnahmen der Sturzprophylaxe (→ K113) zu beachten.
- Transfer mit Bodenkontakt:
  - Diese Transfermöglichkeit kann nur genutzt werden, wenn der zu pflegende Mensch, wenn auch nur kurzzeitig, stehen kann. Auch hier müssen alle Maßnahmen der Sturzprophylaxe beachtet werden.

13 Basiskompetenzen pflegerischen Handelns in allen Altersstufen

13.3 Grundpflege im Bett

Bei der **Grundpflege im Bett** handelt es sich um die Übernahme der Körperpflege bei den zu Pflegenden, die das Bett nicht verlassen können. Generell sollte aktivierend gepflegt werden (→ K39). Das Waschen von Säuglingen und Kleinkindern erfolgt meist auf dem Wickeltisch. Frühgeborene, die ihre Körpertemperatur noch nicht selbstständig halten können, werden im Inkubator gepflegt.

Welche Materialien werden für die Grundpflege im Bett benötigt?

13.3 Grundpflege im Bett

Materialien für die Körperpflege im Bett

- Flächendesinfektionsmittel
- Händedesinfektionsmittel
- Einmalhandschuhe und Schürze
- Waschschüssel (ggf. zwei)
- (Einmal-)Waschlappen
- Zwei Handtücher
- Waschlotion, Seife
- Körperlotion
- Gesichtscreme
- Watteträger für die Nabelreinigung
- Kamm/Bürste, Spiegel
- Materialien für die Zahn- und Mundpflege
- Gegebenenfalls Materialien für die Trocken- oder Nassrasur
- Frische Kleidung
- Gegebenenfalls frische Inkontinenzeinlagen
- Gegebenenfalls frische Bettwäsche
- Abwurf für Wäsche und Müll

13 Basiskompetenzen pflegerischen Handelns in allen Altersstufen

13.4 Grundpflege am Waschbecken

Soll eine **Ganzkörperpflege am Waschbecken** erfolgen, muss der zu Pflegende standsicher sein, um den Intimbereich zu waschen. Sollte er nicht ausreichend lange stehen können, sollte die Intimpflege im Bett erfolgen. Die Körperpflege am Waschbecken sollte, wenn möglich, der Körperpflege im Bett vorgezogen werden.

Welche besonderen Gefahren besteht für den zu Pflegenden bei der Grundpflege am Waschbecken?

13.4 Grundpflege am Waschbecken

Besondere Gefahren

- Der zu pflegende Mensch kann auf dem Weg zum Bad oder im Bad stürzen, sofern Maßnahmen der Sturzprophylaxe (→ K113) nicht durchgeführt werden.
- **Gefahr eines Kreislaufkollapses:** Bei zu pflegenden Menschen, die längere Zeit liegend verbringen mussten, kann es zu Hypotonie beim Aufstehen kommen.

13 Basiskompetenzen pflegerischen Handelns in allen Altersstufen

13.5 Duschen

Für die meisten zu pflegenden Menschen wird das **Duschen** angenehmer als Waschen empfunden, weil ihr Körper dabei nicht nur befeuchtet, sondern umfassend erfrischt wird. Neben dem Gefühl des Wohlbefindens bietet das Duschen den Vorteil, dass Verunreinigungen und Duschgel direkt weggespült werden. Des Weiteren regt Duschen den Kreislauf an.

Wie werden der Raum und der zu pflegende Mensch vor dem Duschen vorbereitet?

13.5 Duschen

Vorbereitung des Raums zum Duschen:

- Für angenehme Raumtemperatur sorgen
- Duschhocker oder Sitzfläche mit einem Handtuch abdecken
- An der Badezimmertür signalisieren, dass das Bad besetzt ist, um Störungen zu vermeiden
- Ausreichende Menge Handtücher und saubere Wäsche bereitlegen; ggf. Handtücher zum Vorwärmen auf die Heizung legen
- Individuelle Duschutensilien, Waschlappen und rutschfeste Unterlage in Griffnähe bereitlegen
- Rufanlage in der Nähe platzieren

Vorbereitung des zu pflegenden Menschen:

- Maßnahme rechtzeitig vorher mit dem zu pflegenden Menschen besprechen und Zeit für den Duschvorgang einplanen
- Nach Vorlieben, Ritualen und individuellen Pflegemitteln fragen
- Gegebenenfalls weitere Maßnahmen, z. B. Mundpflege, Rasur, besprechen
- Vor dem Duschen die Möglichkeit zur Blasen- und Darmentleerung bieten

13 Basiskompetenzen pflegerischen Handelns in allen Altersstufen

13.6 Mundpflege – allgemein

KB I III

Die **Mundpflege** ist ein Bestandteil der täglichen Körperpflege. Alle Maßnahmen, die der Erhaltung und Wiederherstellung der physiologischen Mundflora sowie der Prophylaxe von Erkrankungen des gesamten Mund- und Rachenraumes dienen, werden als Mundpflege bezeichnet. Dabei wird zwischen allgemeiner und spezieller Mundpflege (→ K93) unterschieden.

Welche Materialien werden bei der allgemeinen Mundpflege benötigt?

13.6 Mundpflege – allgemein

Materialien für die allgemeine Mundpflege

- Tupfer (Schlingentupfer), Watteträger (bei Säuglingen und Kleinkindern wegen des kleineren Mundraums kleinere Watteträger verwenden)
- Pinzette/Péan-Klemme
- Mundspüllösung
- Abwurf (Nierenschale)
- Gegebenenfalls zweite Nierenschale zum Ausspucken, wenn die Mundpflege im Bett stattfindet
- Becher
- Handschuhe
- Zellstoff
- Handtuch
- Holzspatel
- Taschenlampe zur Inspektion der Mundhöhle
- Zahncreme
- Zahnbürste/Zungenbürste
- Zahnseide, Interdentalbürstchen
- Abwurfbeutel

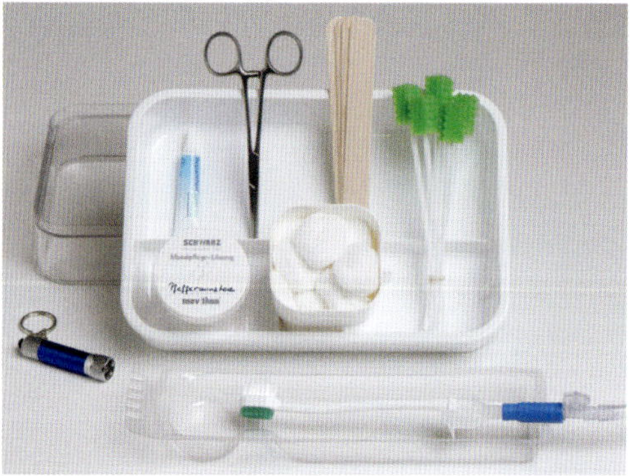

Abb. 13.1 Materialien für die Mundpflege. [K115]

13 Basiskompetenzen pflegerischen Handelns in allen Altersstufen

13.7 Spezielle Mundpflege

Bei der **speziellen Mundpflege** gehen die Maßnahmen über die der allgemeinen Mundpflege, wie z. B. Zähne putzen und Mund spülen, hinaus. Meist liegen besondere krankheitsbedingte Situationen vor, die die spezielle Mundpflege notwendig machen.

Wer benötigt eine spezielle Mundpflege und was umfasst diese?

13.7 Spezielle Mundpflege

Spezielle Mundpflege benötigen zu pflegende Menschen, bei denen die allgemeine Mundpflege nicht ausreicht, um Erkrankungen vorzubeugen oder zu behandeln. Dies umfasst in der Regel die Soor- und Parotitisprophylaxe sowie je nach vorliegenden Erkrankungen der Mundhöhle weitere Pflegemaßnahmen (→ K116).

13 Basiskompetenzen pflegerischen Handelns in allen Altersstufen

13.8 Haarwäsche im Bett

KB I III

Wenn es nicht möglich ist, die **Haarwäsche** unter der Dusche oder vor dem Waschbecken vorzunehmen, muss diese im Bett erfolgen. Auch bei zu Pflegenden, die erst eine kurze Zeit im Krankenhaus sind, kann eine Haarwäsche im Bett, z. B. wegen starkem Schwitzen oder Erbrechen, notwendig werden.

Am effektivsten und sinnvollsten ist es, wenn die Haarwäsche von zwei Pflegepersonen durchgeführt wird.

Welches Material wird bei der Haarwäsche im Bett benötigt?

13.8 Haarwäsche im Bett

Materialien zur Haarwäsche im Bett

- Händedesinfektionsmittel
- Flächendesinfektionsmittel
- Einmalhandschuhe
- Pflegeschürze
- Unterlage als Bettschutz
- Spezialwanne/Waschbecken fürs Bett mit verbreitertem Auflagerand
- Auffanggefäß mit Abflussschlauch
- Großes Gefäß mit angenehm temperiertem Wasser
- Spülgefäß
- Waschlappen/kleines Handtuch als Augenschutz
- Zwei Handtücher
- Haarpflegemittel
- Handspiegel
- Kamm oder Bürste
- Föhn

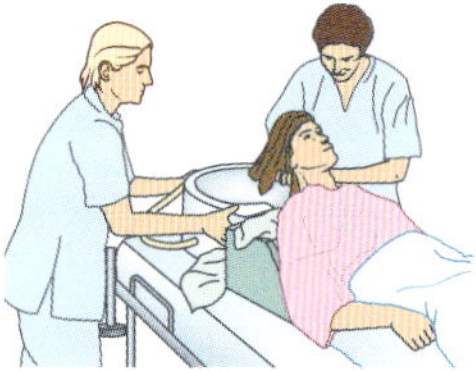

a

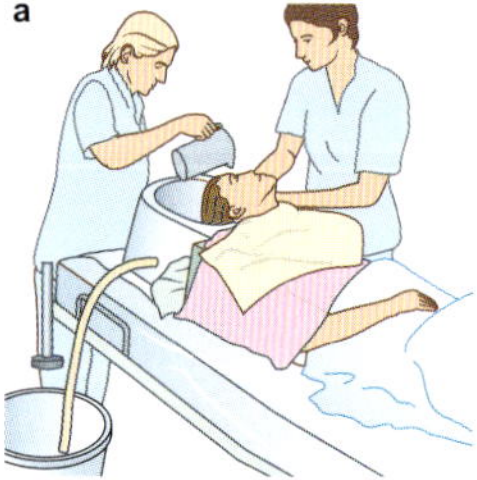

b

Abb. 13.2 Haarwäsche im Bett. a) Pflegende unterstützen den zu Pflegenden beim Anheben von Kopf und Oberkörper. Schaumstoffkeil unter den Schultern für Stützung und Komfort. b) Ausspülen der Haare. Sicherstellen, dass das Wasser gut in das Behältnis abläuft. [L234]

13 Basiskompetenzen pflegerischen Handelns in allen Altersstufen

13.9 Haarwäsche unter der Dusche

KB I
III

Bei der **Haarwäsche unter der Dusche** ist darauf zu achten, dass dem zu pflegenden Menschen das Wasser nicht in die Augen und Ohren läuft. Der zu pflegende Mensch kann seinen Kopf nach hinten in den Nacken legen und eine zweite Pflegeperson kann ihn unter Umständen dabei unterstützen. Die Auswahl der Haarpflegemittel richtet sich nach der Haarbeschaffenheit. Pflegende beurteilen und beobachten Haare und Kopfhaut während des Pflegens.

Welche drei Haararten gibt es und welche Merkmale weisen die unterschiedlichen Arten auf?

13.9 Haarwäsche unter der Dusche

Drei Haararten und deren Merkmale

- **Normales Haar** ist weich fallend, voll und matt glänzend
- **Fettiges Haar** entsteht bei erhöhter Talgproduktion (Veranlagung, Stress, Ernährungs- und Pflegefehler); das Haar ist teils schon Stunden nach der Haarwäsche erneut fettig
- **Trockenes Haar** ist Folge einer verminderten Talgproduktion; es besitzt durch den fehlenden Fettfilm keinen Schutz gegenüber mechanischen und chemischen Einflüssen (entsteht z. B. durch Veranlagung)

13 Basiskompetenzen pflegerischen Handelns in allen Altersstufen

13.10 Nahrung und Flüssigkeit anreichen

KB I

Kann ein Pflegebedürftiger sich nicht allein Nahrung und Flüssigkeit beschaffen, zubereiten oder zu sich nehmen, spricht man von einem **Selbstversorgungsdefizit bei der Ernährung und Flüssigkeitsaufnahme.** Der Pflegebedürftige ist auf Hilfe angewiesen, um das Defizit auszugleichen.

Welche Möglichkeiten gibt es, Nahrung und Flüssigkeit anzureichen?

13.10 Nahrung und Flüssigkeit anreichen

Möglichkeiten der Nahrungsanreichung

- **Teilweise Übernahme:** Die Mahlzeit bereitstellen und so weit vorbereiten, dass der Pflegebedürftige weitgehend allein essen und trinken kann
- **Anleitung:** Den Pflegebedürftigen, abhängig von den ursächlichen Problemen, z. B. Hemiparese (→ K179) oder Blindheit (→ K212), Schritt für Schritt zur Nahrungsaufnahme und ggf. im Umgang mit den Hilfsmitteln anleiten, Hand führen, wenn erforderlich
- **Vollständige Übernahme:** Jeder Schritt wird vollständig von Pflegenden ausgeführt. Sofern möglich, sollte der Pflegebedürftige die Nahrungsmittel betrachten können, ansonsten beschreiben Pflegende, was auf dem Teller liegt.

13 Basiskompetenzen pflegerischen Handelns in allen Altersstufen

13.11 Nahrung im Bett anreichen

KB I

Bevor mit dem Anreichen von Nahrung und Flüssigkeit begonnen wird, muss der zu Pflegende in eine aufrechte Sitzposition gebracht werden. Die **aufrechte Körperhaltung** unterstützt den physiologischen Transport der Nahrung und Flüssigkeit durch die Speiseröhre *(Ösophagus)*. So wird die Gefahr des Verschluckens (→ K121) minimiert.

Wie gestalten Sie die korrekte Positionierung des zu pflegenden Menschen im Bett?

Korrekte aufrechte Positionierung:

- Zu pflegenden Menschen im Bett hochrutschen (lassen)
- Kopfteil des Bettes hochstellen, sodass der zu pflegende Mensch aufrecht sitzt
- Körper soll im Hüft- und nicht im Brustbereich gebeugt sein
- Kissen oder Rolle an den Füßen bzw. unter den Sitzbeinhöckern verhindert das Verrutschen im Bett
- Nachttisch auf entsprechende Höhe einstellen, sodass der zu pflegende Mensch seine Arme aufstützen kann

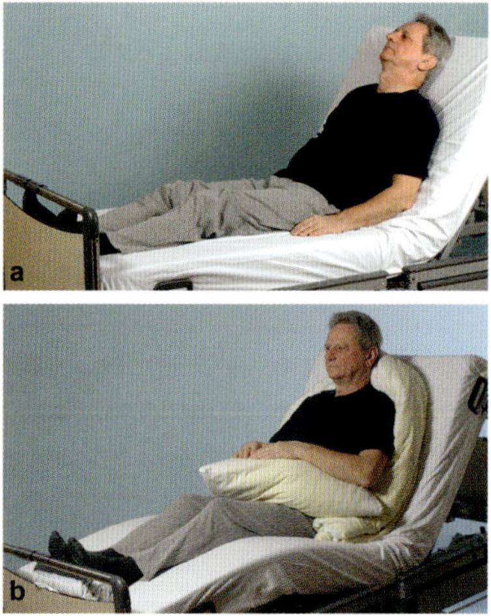

Abb. 13.3 Positionierung beim Essen im Bett. Eine mögliche Aspirationsursache ist eine falsche Positionierung von Bettlägerigen bei und nach der Nahrungsaufnahme (Bild a). Bild b zeigt eine korrekte Positionierung während und nach dem Essen. [K353]

13 Basiskompetenzen pflegerischen Handelns in allen Altersstufen

13.12 Blutdruck und Puls

KB I
III

Der **Blutdruck** wird als die Kraft bezeichnet, die das Blut auf die Gefäßwand der Arterien und Venen ausübt. Meist wird er in der konventionellen Einheit Millimeter Quecksilbersäule (mmHg) gemessen.
Die Ausdehnung und das Zusammenziehen der Gefäßwände wird als **Puls** bezeichnet, die durch die Herzaktion und die von ihr ausgelöste Druckwelle entsteht. Die bevorzugte Stelle zur Pulsmessung ist die A. radialis. Die Anzahl der Pulswellen pro Minute ergibt die **Pulsfrequenz.**

Vervollständigen Sie die Tabelle.

Begriff	Erklärung
Systolischer Blutdruck	
	Minimaler Druck im Gefäß während der Herzkammerentspannung
	Zu hoher Puls, > 100 Schläge/Minute
Bradykardie	

Tab. 13.1a Blutdruck und Pulsfrequenz.

13.12 Blutdruck und Puls

Begriffe	Erklärung
Systolischer Blutdruck	Maximaler Druck im Gefäß (Spitzendruck); entsteht während der Herzkammerkontraktion
Diastolischer Blutdruck	Minimaler Druck im Gefäß während der Herzkammerentspannung
Tachykardie	Zu hoher Puls, > 100 Schläge/Minute
Bradykardie	Zu niedriger Puls, < 60 Schläge/Minute

Tab. 13.1b Blutdruck und Pulsfrequenz.

13 Basiskompetenzen pflegerischen Handelns in allen Altersstufen

13.13 Körpertemperatur

Die Temperatur ist nicht in allen Körperschichten gleich. Als **Kerntemperatur** wird die Temperatur im Körperinnern (z. B. Herz, Nieren, ZNS) bezeichnet. Sie schwankt physiologisch nur in engen Grenzen und beträgt zwischen 36,5–37,4 °C.

Welche Körperstellen können zur Temperaturmessung genutzt werden? Ordnen Sie die Thermometer entsprechend zu.

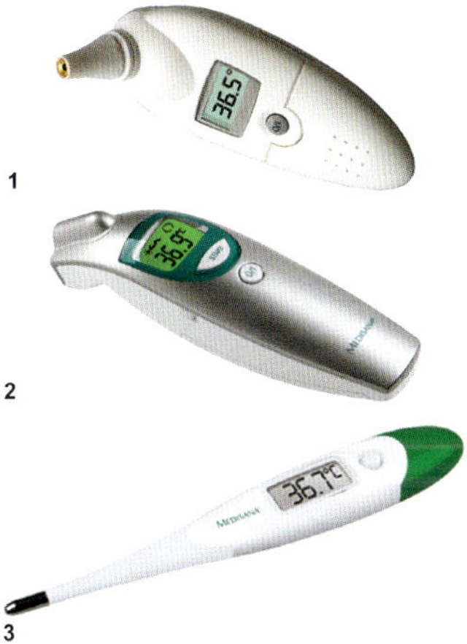

Abb. 13.4 Verschiedene Thermometer. [V410, V608]

13.13 Körpertemperatur

1) Infrarot-Ohrthermometer	2) Infrarot-Stirnthermometer	3) Digitalthermometer
• Im Ohr	• An der Stirn	• Axillär (in der Achselhöhle) • Rektal (im Rektum) • Sublingual (unter der Zunge)

Tab. 13.2 Thermometer und Körperstellen zur Temperaturmessung.

13 Basiskompetenzen pflegerischen Handelns in allen Altersstufen

13.14 Blutzucker

KB I III

Mit dem Begriff **Blutzucker** wird die Konzentration von **Glukose** im Blut bezeichnet. Der Blutzuckerwert kann in mg/dl oder mmol/l angegeben werden.

Wie wird die Blutzuckermessung durchgeführt?

13.14 Blutzucker

Durchführung der Blutzuckermessung

- Zu pflegenden Menschen informieren/Einverständnis einholen, Ablagefläche vorbereiten, ggf. Flächendesinfektion
- Zu pflegenden Menschen in geeignete Position bringen
- Hygienische Händedesinfektion
- Ort der Messung wählen (Die Punktion findet seitlich am Finger statt, da sie dort als weniger schmerzhaft empfunden wird)
- Gerät anschalten und Messsensor in das Gerät geben
- Hautdesinfektion der Punktionsstelle nach Standard der Einrichtung (meistens Wischdesinfektion)
- Punktieren, ersten Blutstropfen abwischen und zweiten auf den Messsensor geben (um verfälschte Werte zu vermeiden)
- Zeit abwarten, bis Gerät den Wert anzeigt
- Zu pflegender Mensch erhält Tupfer für die Punktionsstelle und soll Druck ausüben um die Blutung zu stoppen
- Nachbereitung und Flächendesinfektion

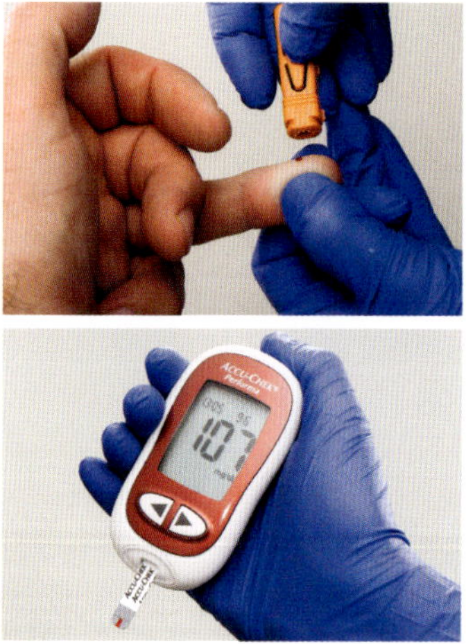

Abb. 13.5 Blutzucker messen. [K115]

13 Basiskompetenzen pflegerischen Handelns in allen Altersstufen

13.15 Schlaf

KB I
III

Schlaf ist der Zustand, den der Mensch in völliger Ruhe von äußeren Einflüssen verbringt. Er dient zur Erholung und Regeneration des Körpers und der Psyche.

Während des Schlafes verändern sich verschiedene Körperfunktionen: Der Blutdruck sinkt und die Herzfrequenz verringert sich (→ K98). Der Mensch atmet langsamer, flacher und regelmäßiger. Außerdem sinkt die Körpertemperatur (→ K99) um 0,4 °C und die Muskelspannung lässt nach.

Welche Kriterien können bei der Beobachtung des Schlafes berücksichtigt werden?

13.15 Schlaf

Kriterien der Schlafbeobachtung

- Rhythmus des Schlafes: Schlaf- und Wachphasen, Zeitpunkt des Einschlafens und des Erwachens
- Gesamtschlafzeit: Nacht- und Tagesschlaf
- Qualität des Schlafes: ruhig, tief, oberflächlich
- Schlaflage: Bauch-, Seiten- oder Rückenlage, ausgestreckt oder in Embryohaltung
- Geräusche während des Schlafes: Schnarchen, Stöhnen, Zähneknirschen
- Ereignisse während des Schlafes: Bettnässen, Schlafwandeln
- Befinden nach dem Aufwachen: Erholtes oder abgespanntes Gefühl, Kopfschmerzen, Gefühl des Ausgetrocknetseins (Dehydratation → K125)
- Notwendige oder gewohnheitsmäßige Einnahme von Schlafmitteln und ihre Wirkung
- Individuelle Schlafgewohnheiten oder Rituale: Licht an/aus, Musik/Hörbücher, ein oder mehrere Kissen, Kuscheltier usw.

13 Basiskompetenzen pflegerischen Handelns in allen Altersstufen

13.16 Umgang mit Medikamenten

KB I

Ein **Medikament** (Arzneimittel) ist ein Wirkstoff, oder die Kombination verschiedener Wirkstoffe, die zur Therapie oder Prophylaxe *(Vorbeugung)* von Krankheiten eingesetzt werden, physiologische Funktionen beeinflussen oder eine medizinische Diagnose ermöglichen.

Welche Regeln müssen bei der Medikamentengabe beachtet werden?

13.16 Umgang mit Medikamenten

Medikamentengabe nach der 10-R-Regel:

- **R**ichtige Person (zu pflegender Mensch)
- **R**ichtiges Medikament
- **R**ichtige Dosis
- **R**ichtige Applikationsart, -stelle
- **R**ichtiger Zeitpunkt
- **R**ichtige Anwendungsdauer
- **R**ichtige Aufbewahrung
- **R**ichtiges Risikomanagement
- **R**ichtige Dokumentation
- **R**ichtige Entsorgung

14 Prophylaxen

14.1 Dekubitusprophylaxe

KB I
II

Unter **Dekubitus** (auch Dekubitalgeschwür oder Druckgeschwür) versteht man eine lokal begrenzte Schädigung der Haut und/oder des darunter liegenden Gewebes, in der Regel über knöchernen Vorsprüngen, infolge von Druck oder von Druck in Kombination mit Scherkräften. Der Dekubitus ist in verschiedene Kategorien eingeteilt. Je höher die Kategorie ist, umso mehr Gewebe ist zerstört.

In welche Kategorien wird der Dekubitus unterteilt und worin unterscheiden sie sich?

Welche prophylaktischen Maßnahmen sollten angewandt werden?

14.1 Dekubitusprophylaxe

Einteilung nach Dekubitus-Kategorien:
Kategorie I: Nicht wegdrückbare umschriebene Rötung bei intakter Haut, gewöhnlich über einem knöchernen Vorsprung
Kategorie II: Teilzerstörung der Haut (bis zur Dermis) (→ K131), die als flaches, offenes Ulkus mit einem roten bis rosafarbenen Wundbett ohne Beläge in Erscheinung tritt
Kategorie III: Zerstörung aller Hautschichten, subkutanes Fett kann sichtbar sein, jedoch keine Knochen, Muskeln oder Sehnen
Kategorie IV: Totaler Gewebeverlust mit freiliegenden Knochen, Sehnen oder Muskeln; Belag oder Schorf möglich, Tunnel oder Unterminierungen häufig
Prophylaktische Maßnahmen:

- Hautinspektion und -pflege
- Ausgewogene Ernährung zur Stärkung der Gewebetoleranz
- Bewegungsförderung
- Individueller Lagerungswechsel
- Nutzen von Lagerungshilfsmitteln

Quelle: https://www.dnqp.de/fileadmin/HSOS/Homepages/DNQP/Dateien/Veranstaltungen/20WS_Kottner_AG6.pdf, 2018. (Stand: 08.10.2022)

14 Prophylaxen

14.2 Dekubitus-Risikoeinschätzung

Zur Entstehung eines Dekubitus können **zahlreiche Faktoren** beitragen. Beispielsweise können Inkontinenz und die damit häufig verbundene Feuchtigkeit bzw. die Einwirkung aggressiver Substanzen auf die Haut die Entstehung von Dekubitalgeschwüren begünstigen.

Welche drei Parameter sind für die Entstehung eines Dekubitus von entscheidender Bedeutung?

14.2 Dekubitus-Risikoeinschätzung

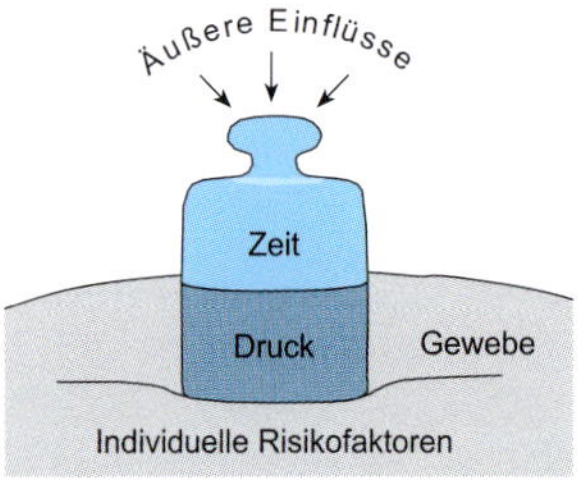

Abb. 14.1 Faktoren der Dekubitusentstehung. [A400]

- **Druck:** Auflagedruck (Kraft pro Fläche) als komprimierende Kräfte oder Scherkräfte
- **Druckdauer** (Zeit) und **Druckstärke** (Intensität)
- **Gewebetoleranz für Druck und Sauerstoff** (Druckempfindlichkeit)

Erst wenn Druck in nicht tolerierbarer Höhe über eine nicht tolerierbare Zeit auf ein Hautareal wirkt, entsteht ein Dekubitus. Wie viel Druck ausreicht und wie stark die Haut davon geschädigt wird, hängt von der individuellen Gewebetoleranz für Druck und Sauerstoff und von bestehenden Grunderkrankungen ab.

14 Prophylaxen

14.3 Kontrakturenprophylaxe

KB I

II

Eine **Kontraktur** bezeichnet eine bleibende **Bewegungseinschränkung der Gelenke,** die bis zur völligen Versteifung reichen kann. Nach der Art der Fehlstellung der Gelenke kann man Beuge-, Streck-, Abduktions- und Adduktionskontrakturen unterscheiden. Eine besondere Form ist der „Spitzfuß", der durch eine Kontraktur des oberen Sprunggelenks in Streckstellung entsteht.

Welche Maßnahmen der Kontrakturenprophylaxe kennen Sie?

14.3 Kontrakturenprophylaxe

Maßnahmen der Kontrakturenprophylaxe

- Vermeidung des ständigen Liegens im Bett, z. B. durch ausreichende und bequeme Sitzgelegenheiten innerhalb und außerhalb des Zimmers, Beschäftigungsangebote verstärkt außerhalb des Zimmers, Essen außerhalb des Zimmers, ausreichendes Angebot von Bewegungshilfen
- Förderung der Eigenständigkeit des zu pflegenden Menschen, z. B. durch Gemeinschaftsküchen, Einrichtung von Treffpunkten
- Motivation zu Aktivität und Bewegung
- In die Pflege eingebundene Bewegungsübungen

Beispiele für Bewegungsübungen:

- **Aktiv:** Der zu pflegende Mensch führt die Übungen selbstständig durch
- **Assistierend:** Der zu pflegende Mensch führt selbstständig Übungen durch, die Pflegekraft unterstützt diese
- **Passiv:** Übungen werden durch Pflegekraft/Physiotherapeut*in durchgeführt
- **Resistiv:** Der zu pflegende Mensch arbeitet gegen einen Gegendruck

14 Prophylaxen

14.4 Kontrakturen – Risikoeinschätzung

Bewegungsmangel, der in einer Kontraktur mündet, kann durch zahlreiche körperliche oder geistige Faktoren verursacht sein. Das Risiko für Kontrakturen steigt mit hohem Alter und reduziertem Allgemeinzustand. Auch die **Weichlagerung** und Anwendung von **Wechseldrucksystemen** bei der Dekubitusprophylaxe (→ K103) erhöhen das Risiko einer Kontraktur, wenn Pflegekräfte nicht gleichzeitig Maßnahmen zur Bewegungsförderung ergreifen.

Welche Risikofaktoren können die Entstehung einer Kontraktur begünstigen?

14.4 Kontrakturen – Risikoeinschätzung

Risikofaktoren, die die Entstehung einer Kontraktur begünstigen

Verschiedene Erkrankungen, z. B.:

- Gelenkentzündungen
- Gelenkverschleiß
- Schlaganfall
- Morbus Parkinson
- Multiple Sklerose
- Lähmungen
- Atrophien
- Verletzungen
- Akute Erkrankungen
- Fieber

Psychische Verfassung:

- Antriebsminderung
- Depression

Sonstiges:

- Ruhigstellungen durch Gips oder Schienen
- Schonhaltung
- Schmerzmedikation

14 Prophylaxen

14.5 Intertrigoprophylaxe

KB I

Eine **Intertrigo** kann durch verschiedene Einflüsse entstehen. So sind z.B. Übergewicht *(Adipositas)*, Inkontinenz und starkes Schwitzen fördernde Faktoren. Eine Intertrigo entsteht durch das Aufeinanderliegen von Hautarealen und ist eine Reizung der Haut mit Rötung, Wundsein und Jucken.

Welche prophylaktischen Maßnahmen können das Entstehen einer Intertrigo verhindern?

14.5 Intertrigoprophylaxe

Maßnahmen der Intertrigoprophylaxe

- Lauwarmes Waschwasser
- Seifenfreie Waschlotionen oder pH-neutrale Seife bzw. klares Wasser verwenden
- Haut und besonders Hautfalten gut abtrocknen (evtl. abtupfen)
- Bei starkem Schwitzen schweißreduzierende Ganzkörperwaschung anwenden
- Häufig Wäsche wechseln, luftdurchlässige, Schweiß aufsaugende Kleiderstoffe
- Evtl. Leinenläppchen oder Mullkompressen zwischen die Hautfalten legen und mehrmals täglich wechseln
- Kontrolle der gefährdeten Hautareale (unter der Brust, Achsel, Leisten, Intimbereich/ Analfalte, Bauchfalte) auf Rötungen/Feuchtigkeit mehrmals täglich

14 Prophylaxen

14.6 Intertrigo-Risikoeinschätzung

KB I

Es gibt keine Assessments für die standardisierte Einschätzung des Intertrigo-Risikos, die sich im pflegerischen Alltag gewinnbringend einsetzen ließen. Pflegekräfte beobachten zu pflegende Menschen, die zu einer **Risikogruppe** gehören (z. B. mit Diabetes mellitus, bei Immobilität oder Adipositas) sorgfältig und leiten bei ersten Zeichen einer beginnenden Hautveränderung entsprechende Maßnahmen ein.

Welche Risikofaktoren können das Entstehen einer Intertrigo begünstigen?

14.6 Intertrigo-Risikoeinschätzung

Typische Risikofaktoren für Intertrigo

- Immobilität (besonders in Verbindung mit Spastiken oder Kontrakturen)
- Starkes Schwitzen (durch Medikamente, Adipositas, Fieber, unangepasste Kleidung)
- Urin- und Stuhlinkontinenz
- Feuchte Hautareale
- Adipositas
- Hautschädigungen durch falsche Hautpflege (z. B. zu heißes Baden, ungeeignete Seifen)
- Erhöhte Infektanfälligkeit (z. B. bei Diabetes mellitus)
- Immunschwäche

14 Prophylaxen

14.7 Pneumonieprophylaxe

Eine **Pneumonie** *(Lungenentzündung)* ist die Entzündung des Lungenparenchyms durch allergische, physikalisch-chemische oder infektiöse Ursachen (→ K164). Pneumonien gehören in Industrieländern zu den am häufigsten zum Tode führenden Infektionskrankheiten.

Welche prophylaktischen Maßnahmen können das Entstehen einer Pneumonie verhindern?

14.7 Pneumonieprophylaxe

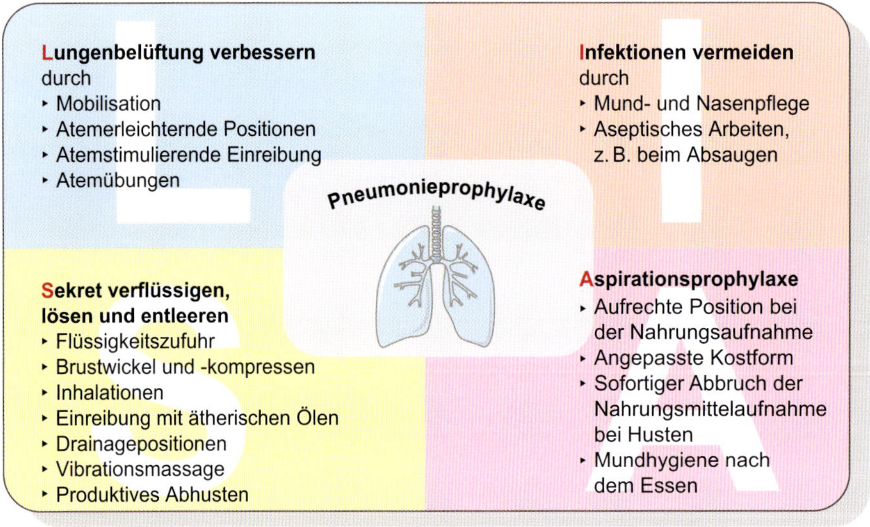

Abb. 14.2 LISA – Maßnahmen zur Pneumonieprophylaxe. [L138]

14 Prophylaxen

14.8 Pneumonie – Risikoeinschätzung

Durch Bewegungseinschränkung ist der bettlägerige zu pflegende Mensch nicht in der Lage, wechselnde Partien des Brustkorbs zu entlasten. Deshalb bleiben über zu lange Zeit weitgehend dieselben Lungenabschnitte (die sich nahe der Auflagefläche im unten liegenden Teil des Brustkorbs befinden) minderbelüftet. Bettruhe, Verletzungen/Operationen und Mobilitätseinschränkung vermindern ggf. das Atemminutenvolumen deutlich. Die Brustatmung verstärkt diese Tendenz.

Welche Personen sind besonders gefährdet, an einer Pneumonie zu erkranken?

14.8 Pneumonie – Risikoeinschätzung

Pneumoniegefährdeter Personenkreis

- Menschen mit Atemstörungen, z. B. durch:
  - Schädigung des Atmungssystems aufgrund chronischer Atemwegserkrankungen (→ K163, → K165, → K166)
  - Oberflächliche Atmung aufgrund von Schmerzen (→ K218, → K219), Angst (→ K187), Medikamenteneinnahme, Depression (→ K185)
  - Mangelnde natürliche Reinigung der Atemwege, z. B. bei Tracheostoma (→ K205)
  - Fehlerhafte Lagerung, sodass die Atembewegungen des Brustkorbs einschränkt sind
  - Lähmungen
- Menschen mit Linksherzinsuffizienz (→ K156)
- Bei Vorliegen einer Schluckstörungen (→ K146)
- Bei Schädigung der natürlichen Mundflora bei falscher oder mangelnder Mundpflege (→ K92, → K93)
- Menschen mit verminderter Immunabwehr, z. B. bei Immunsuppression, nach Operationen oder infektiösen Vorerkrankungen
- Bei Vorliegen von Störungen im Atemzentrum

14 Prophylaxen

14.9 Thromboseprophylaxe

KB I II

Bei der **Thrombose** kommt es zur Bildung eines Blutgerinnsels (→ K158) in einem Blutgefäß durch lokale Gerinnung. Je nach Lokalisation des Thrombus wird zwischen arterieller oder venöser Thrombose unterschieden.

Welches pflegerische Ziel steht bei der Thromboseprophylaxe im Vordergrund?

Welche prophylaktischen Maßnahmen können das Entstehen eine Thrombose verhindern?

Unterscheiden Sie zwischen physikalischen und medikamentösen Maßnahmen.

14.9 Thromboseprophylaxe

Pflegerisches Ziel der Thromboseprophylaxe ist vor allem die Verbesserung des venösen Rückflusses, da Gerinnungseigenschaften und Venenwandschädigungen durch pflegerische Maßnahmen nur schwer beeinflussbar sind.

Physikalische Thromboseprophylaxe:

- Muskel-Venen-Pumpe durch (Früh-)Mobilisation und Bewegungsübungen aktivieren
- Venenkompression durch Thromboseprophylaxestrümpfe, Kompressionsstrümpfe und -verbände, regelmäßige pneumatische Kompression

Medikamentöse Thromboseprophylaxe:

- Heparinisierung
- Andere Antikoagulanzien

14 Prophylaxen

14.10 Thrombose – Risikoeinschätzung

Ohne eine ausreichende Prophylaxe ist die Gefahr einer Thrombosebildung beim Erwachsenen um ein Vielfaches erhöht. Die Loslösung des Thrombus kann zu einer (möglicherweise tödlichen) Lungenembolie (→ K158) führen.

Welche Personen sind besonders gefährdet, an einer Thrombose zu erkranken?

14.10 Thrombose – Risikoeinschätzung

Thrombosegefährdeter Personenkreis

- Personen > 65 Jahre
- Menschen mit Adipositas (BMI > 30)
- Schwangere und Wöchnerinnen
- Personen mit bösartigen Erkrankungen
- Raucher
- Personen mit zurückliegenden Thrombosen oder Embolien
- Diabetiker (→ K148)
- Personen, die an einer Sepsis bzw. schweren Infektionskrankheiten leiden

14 Prophylaxen

14.11 Sturzprophylaxe

Verletzungen durch einen **Sturz** beeinträchtigen die körperliche und psychische Verfassung des Betroffenen. Die Angst vor erneuten Stürzen bewirkt oft, dass die Betroffenen sich so wenig wie möglich bewegen und ihre gewohnte Umgebung nicht verlassen möchten. Darum müssen Maßnahmen ergriffen werden, die dem zu pflegenden Menschen Sicherheit bieten.

Welche Maßnahmen können Stürze verhindern?

14.11 Sturzprophylaxe

Maßnahmen der Sturzprophylaxe

- „Stolperfallen“, z. B. Teppiche, beseitigen
- Lose Kabel so fixieren, dass sie nicht gefährden
- Rutschfeste Matten in Badewanne/Dusche legen
- Ausreichend Lichtquellen installieren
- Raum für freie Gehflächen schaffen, z. B. behindernde Möbelstücke entfernen
- Haltemöglichkeiten schaffen, z. B. Handläufe auf Fluren, in Toiletten und Bädern
- Auf passende Kleidung achten
- Auf festes, rutschhemmendes Schuhwerk achten
- Gehhilfen korrekt einsetzen
- Hilfsmittel bereitstellen und zur Verwendung anleiten (Rollator, Lifter, Toilettensitzerhöhung etc.)
- Rufanlage in greifbarer Nähe bereitstellen
- Pflegebedürftigen begleiten
- Medikamenteneinstellung beachten und ggf. Sturzgefahr mit Arzt absprechen
- Sehhilfen und Hörgerät tragen lassen
- Bewegungsübungen, Kraft- und Balancetraining durchführen
- Inkontinenzhilfsmittel passgenau bereitstellen

14 Prophylaxen

14.12 Sturz – Risikoeinschätzung

KB I

Das **Sturzrisiko** variiert in den verschiedenen Altersgruppen und kommt am häufigsten in der frühen Kindheit und im fortgeschrittenen Alter vor. Dabei ist die Zahl der Stürze bei Menschen mit Demenz (→ K176) besonders hoch (ca. 60 % innerhalb eines Jahres).
Dabei muss zwischen extrinsischen (von außen kommenden, z. B. Hindernisse im Raum, lose Teppiche) und intrinsischen (vom zu pflegenden Menschen selbst ausgehenden) Ursachen unterschieden werden.

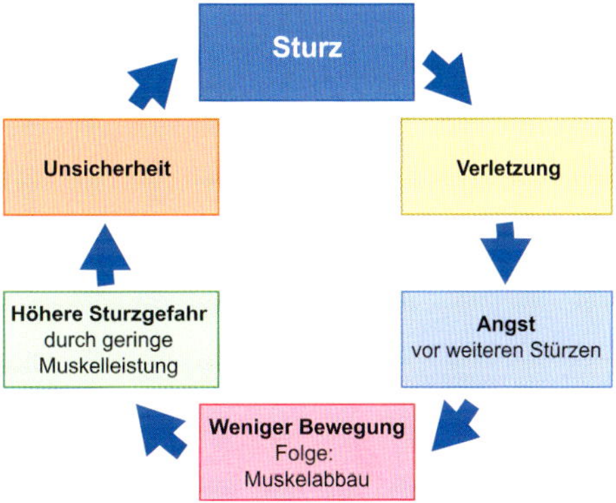

Abb. 14.3 Teufelskreis der Sturzgefahr. [L138]

Welche Personen sind besonders sturzgefährdet?

14.12 Sturz – Risikoeinschätzung

Sturzgefährdeter Personenkreis

Menschen, die

- Schmerzen bei Bewegungsabläufen angeben
- schwach und müde wirken
- in ihrer Gelenkbeweglichkeit eingeschränkt sind
- die Reihenfolge von Bewegungsabläufen nicht verstehen
- schon einmal gestürzt sind
- unter Kontinenzproblemen leiden
- sedierende oder blutdrucksenkende Medikamente einnehmen
- kognitiv oder psychisch eingeschränkt sind
- multimorbide sind
- unter Gleichgewichtsstörungen/Schwindel leiden

Bei Säuglingen und Kleinkindern:

- Sport- und Spielgeräte
- Falsches Handling von Säuglingen, z. B. beim Aufheben, Baden, Wickeln (Sturz vom Wickeltisch), ungesicherte Kindersitze
- Gefahrenquellen für Kleinkinder, z. B. ungeeignete Bettvorrichtung, Klettern auf Möbel etc., nicht gesicherte Fenster, unpassendes Schuhwerk/rutschende Socken, Lauflernhilfen

14 Prophylaxen

14.13 Prophylaxe von Mundkrankheiten

Der benutzte Begriff der **Soor- und Parotitisprophylaxe** ist zu eng gewählt, da sich dabei nur auf Pilzerkrankungen im Mundraum und die eingeschränkte Funktion der Ohrspeicheldrüsen bezogen wird. Neben Soor und Parotitis sind **zahlreiche andere Erkrankungen** (z. B. Aphten, Parodontitis, Karies) der Mundhöhle bekannt. Deren Entstehung lässt sich ebenso durch prophylaktische Maßnahmen beeinflussen.

Welche prophylaktischen Maßnahmen können die Entstehung von Mundkrankheiten verhindern?

14.13 Prophylaxe von Mundkrankheiten

Maßnahmen zur Prophylaxe von Mundkrankheiten

- Mindestens zweimal täglich Mundpflege mit (elektrischer) Zahnbürste, Zungenbürste und Zahnseide (→ K92)
- Regelmäßige Reinigung und Pflege von Zahnprothesen
- Mundspülung mit Tee (z. B. Salbei)
- Mehr trinken, um die Mundschleimhaut feucht zu halten
- Speichelfluss anregen, z. B. durch Zitrusfrüchte, Lutschen zuckerfreier Bonbons, Kauen fester Lebensmittel (Möhren, Brotrinde)
- Gegebenenfalls spezielle Mundpflege bei Erkrankung der Mundschleimhaut und Zähne (→ K93)
- Regelmäßige Zahnarztbesuche zur Kontrolle und Durchführung der zahnärztlichen Prophylaxe
- Speicheldrüsen massieren und ausstreichen

Es wird darauf geachtet, ob Grunderkrankungen vorliegen, bei denen diese Maßnahmen nicht angewendet werden dürfen. Außerdem ist die Aspirationsprophylaxe (→ K121) zu beachten!

14 Prophylaxen

14.14 Mundkrankheiten – Risikoeinschätzung

KB I

Normalerweise herrscht in der Mundhöhle ein Gleichgewicht zwischen Bakterien und Pilzen *(Mundflora)*, die sich gegenseitig in ihrem Wachstum hemmen und die Vermehrung anderer Keime (z. B. pathogener Spezies) verhindern. Zusätzlich sorgt die fortwährende Spülung mit Speichel und die Bewegungen der Zunge für die Reinigung.

Welche Faktoren können das Entstehen von Mundkrankheiten begünstigen?

14.14 Mundkrankheiten – Risikoeinschätzung

Risikofaktoren für Mundkrankheiten

- Verminderung der Abwehrkraft
- Mangelerscheinungen, z. B. Vitaminmangel
- Verminderte Kau- und Schlucktätigkeit, z. B. bei Bewusstlosigkeit und Schluckstörungen (→ K146)
- Verringerte Speichelproduktion
- Nahrungs- und Flüssigkeitskarenz
- Dehydratation (→ K125), Unterernährung (→ K127), Fehlernährung
- Virus-, Bakterien- oder Pilzbefall
- Sauerstofftherapie, Mundatmung
- Medikamenteneinnahme, z. B. Antibiotika, Zytostatika, Neuroleptika, kortisonhaltige Asthmasprays
- Unzureichende Mundhygiene
- Nicht sanierte Zähne oder unpassende Zahnprothese (nicht regelmäßig an die fortlaufende Verformung des Kiefers angepasst)
- Rauchen

14 Prophylaxen

14.15 Obstipationsprophylaxe

KB I

Bei der **Obstipation** *(Stuhlverstopfung)* handelt es sich um eine verzögerte oder mangelhafte Darmentleerung, höchstens alle drei bis vier Tage mit harter Stuhlkonsistenz durch vermehrten Entzug von Wasser im Dickdarm. Oft damit verbunden sind Schmerzen bei der Defäkation und das Gefühl einer unvollständigen Entleerung des Darms.

Welche prophylaktischen Maßnahmen können eine Obstipation verhindern?

Maßnahmen der Obstipationsprophylaxe

- Lebensgewohnheiten des Betroffenen berücksichtigen, sowie Privat- und Intimsphäre wahren, z. B. Lesen oder Musik hören auf der Toilette
- Speisen und Getränke, die individuell die Verdauung fördern, z. B. lauwarmes Leitungswasser, ballaststoffreiche Kost, Sauermilchprodukte
- Einhaltung eines festen Tagesablaufs und fester Zeitpunkte für den Stuhlgang, z. B. nach dem Frühstück, nach dem Mittagessen, vor dem Schlafengehen
- Benutzung von persönlichem Toilettenpapier
- Zu pflegende Menschen, die einen Toilettenstuhl benutzen können, zum Abführen möglichst in die Toilette oder ins Bad fahren
- Stress und Zeitdruck vermeiden
- Bewegungsförderung
- Ausreichend Flüssigkeitszufuhr gewährleisten
- Kolonmassage durchführen

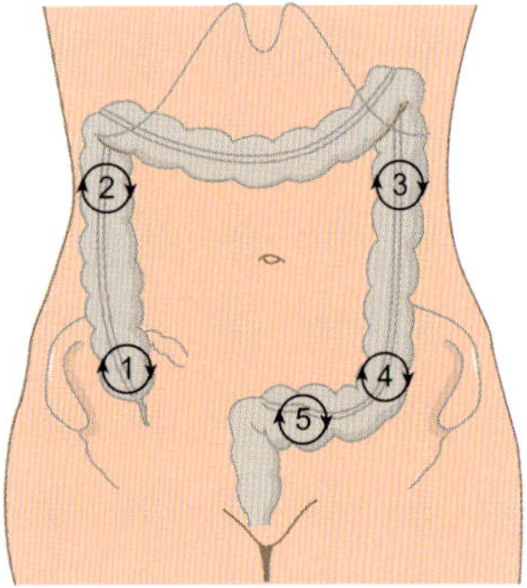

Abb. 14.4 Kolonmassage nach Vogler: Die 5 Punkte werden nacheinander kreisförmig für 2–4 Minuten massiert. Während der Ausatmung üben Pflegende einen deutlichen Druck aus, während der Einatmung (Bauchdecke hebt sich) lassen sie den Druck etwas nach. [L190, L138]

14 Prophylaxen

14.16 Obstipation – Risikoeinschätzung

KB I

Im Alter nimmt der **Entleerungsreflex** ab, was wahrscheinlich auf eine Muskelschwäche und eine verminderte Rektumsensibilität zurückzuführen ist. So kann es sein, dass Betroffene die Füllung des Enddarms nicht wahrnehmen und der Entleerungsreiz sich nicht einstellt. Häufig benötigen die Betroffenen ein höheres Stuhlvolumen im Darm, um den Reiz wahrzunehmen. Aber auch andere Faktoren spielen bei der Entstehung einer Obstipation eine Rolle.

Welche weiteren Faktoren können zur Entstehung einer Obstipation beitragen?

14.16 Obstipation – Risikoeinschätzung

Risikofaktoren der Obstipation

- Nahrungskarenz
- Negative Flüssigkeitsbilanz (verminderte Flüssigkeitszufuhr oder verstärkte Flüssigkeitsausscheidung) (→ K126)
- Mangelnde Bewegung, häufiges oder ständiges Sitzen oder Liegen wirken sich negativ auf die Darmbewegungen aus
- Veränderung der Umgebung (ungewohnte Toilette) und der Kost
- Zeitmangel der Pflegekräfte kann auf zu pflegende Menschen, die Unterstützung benötigen, obstipierend wirken
- Scham, besonders wenn das Steckbecken oder der Toilettenstuhl verwendet werden muss
- Missbrauch von Abführmitteln
- Schwache Bauchmuskulatur, die bei der physiologischen Bauchpresse das Austreten des Stuhls nicht ausreichend unterstützt
- Veränderungen der psychischen Verfassung, z. B. bei Depressionen (→ K185), Psychosen (→ K186), Demenz (→ K176), Stress, Unruhe, Sorgen
- Schmerzen, z. B. nach operativen Eingriffen (→ K218, → K220)
- Nebenwirkungen von Medikamenten
- Andere Erkrankungen, z. B. Ileus oder Tumore

14 Prophylaxen

14.17 Harnwegsinfektionsprophylaxe

Harnwegsinfektionen sind meist bakteriell, selten viral oder parasitär verursachte Entzündungen der ableitenden Harnwege. Die Symptome können z. B. Brennen beim Wasserlassen, häufiger Harndrang oder rötliche Verfärbung des Urins sein. Infekte der ableitenden Harnwege zählen zu den häufigsten Infektionen bei Frauen und Kindern. Auch unter den nosokomialen *(im Krankenhaus erworbenen)* Infektionen (→ K76) liegen sie an erster Stelle.

Welche Maßnahmen können eine Infektion der Harnwege vermeiden?

14.17 Harnwegsinfektionsprophylaxe

Maßnahmen der Infektionsprophylaxe der Harnwege

- Intimbereich nach jedem Stuhl- oder Harnabgang waschen
- Genitalbereich von der Symphyse zum Anus (von vorn nach hinten) reinigen
- Sekrete und Verkrustungen an Kathetern immer von der Harnröhre weg nach außen entfernen
- Keine hautreizenden Pflegemittel verwenden, Anwendung von ph-neutralen Intimwaschlotionen ermöglichen
- Auf Öltücher oder chemisch bearbeitete Tücher bei **Säuglingen und Kleinkindern** verzichten
- Lange Bäder vermeiden, da sie die Haut aufweichen *(Mazeration)* und dadurch das Eindringen von Bakterien begünstigen
- Beschmutzte Wäsche oder Inkontinenzmaterial sofort wechseln
- Gespräche über die richtige Intimhygiene mit dem Betroffenen oder seinen Angehörigen führen
- Katheterpflege
- Urinausscheidung erhöhen durch mehr Flüssigkeitszufuhr (→ K126)

14 Prophylaxen

14.18 Harnwegsinfektionen – Risikoeinschätzung

KB I

Meist geraten **Darmbakterien** über die Harnröhre in die Harnblase (aufsteigende Infektion). Wegen der Nähe von Darm und Harnröhrenöffnung und der kurzen Harnröhre sind Mädchen und Frauen wesentlich häufiger betroffen als Jungen und Männer. Zudem sind Menschen mit bestimmten Risikofaktoren prädestiniert, an einer Harnwegsinfektion zu erkranken.

Welche Risikofaktoren führen gehäuft zu Harnwegsinfektionen?

14.18 Harnwegsinfektionen – Risikoeinschätzung

Risikofaktoren die eine Harnwegsinfektion begünstigen

- Inkontinenz
- Blasenverweilkatheter
- Hohe Restharnmengen
- Reduzierter Allgemeinzustand
- Flüssigkeitsmangel (→ K126)
- Schwangerschaft
- Niereninsuffizienz
- Schlecht eingestellter Diabetes mellitus (→ K148)
- Immunsuppressive Therapie
- Vorausgegangene Antibiotikatherapie

14 Prophylaxen

14.19 Aspirationsprophylaxe

Die **Aspiration** *(lat. ansaugen)* ist das Eindringen von festen oder flüssigen Fremdkörpern in die Lunge und eine häufige Ursache für eine Lungenentzündung *(Aspirationspneumonie)* (→ K164). Eine Aspiration kann aufgrund einer Schluckstörung entstehen (→ K146). Wenn der Schluckakt etwa wegen eines Schlaganfalls (→ K178) beeinträchtigt ist, können Betroffene z. B. Speisen, Flüssigkeiten oder Speichel nicht organisiert in den Verdauungstrakt leiten.

Welche prophylaktischen Maßnahmen können eine Aspiration verhindern?

14.19 Aspirationsprophylaxe

Maßnahmen der Aspirationsprophylaxe

- Während der Nahrungs- und Flüssigkeitsaufnahme anwesend sein, nicht sprechen, ruhige Atmosphäre schaffen, Zeit lassen, Hektik vermeiden
- Während dem Essen und Trinken Oberkörper hochlagern (am besten im Sitzen anreichen) (→ K97)
- 20–30 Minuten Oberkörper nach Essen und Trinken hochgelagert lassen
- Geeignete Speisen auswählen, bei Schluckstörungen Getränke andicken (→ K146), hierzu auf Anordnungen achten und Rücksprache mit dem Arzt, der Logopädie und der Pflegefachkraft halten
- Säuglinge, die unter Schluckstörungen leiden, sollen bei der Nahrungs- und Flüssigkeitsaufnahme im Arm mit erhöhtem Oberkörper gelagert werden
- Dem Schluckvermögen angepasste Nahrung auswählen, in Absprache mit der Logopädie und der Bezugs-Pflegefachkraft
- Mundpflege nach dem Essen (→ K92) durchführen
- Unter Anleitung einer Pflegefachkraft oder der behandelnden logotherapeutischen Fachkraft Schluckreflex stimulieren

14 Prophylaxen

14.20 Aspiration – Risikoeinschätzung

KB I

Der **Schluckvorgang** besteht aus einer Kombination willkürlich gesteuerter und unwillkürlich ablaufender Aktionen und kann durch **Schluckstörungen** *(Dysphagien)* (→ K146) beeinträchtigt sein.

Der Kontakt des Speisebreis oder einer Flüssigkeit mit der hinteren Rachenwand löst den Schluckreflex aus. Ab diesem Zeitpunkt ist das Schlucken nicht mehr (oder nur durch intensives Training) willkürlich zu beeinflussen.

Wodurch sind Personen besonders gefährdet, eine Aspiration zu erleiden?

14.20 Aspiration – Risikoeinschätzung

Besondere Aspirationsgefahr liegt vor bei Menschen mit:

- Schluckstörungen
- Fehlendem Hustenreflex
- Eingeschränkter Zungenbeweglichkeit
- Bewusstseinstrübung
- Liegender Magensonde (→ K145)
- Unvollständigem Schluss des Muskels am Mageneingang *(Kardiasphinkter)* → erhöhtes Risiko, dass Mageninhalt in die Speiseröhre zurückfließt
- Erhöhtem Magendruck
- Längerer Flüssigkeits- und Nahrungskarenz sowie Intubation
- Häufigem Erbrechen (→ K142)
- Vorliegen neurologischer Erkrankungen
- Kieferverdrahtung
- Frühgeburt
- Bei Neugeborenen: durch Mekonium-Abgang im Fruchtwasser und Einatmen des Mekoniums mit den ersten Atemzügen

14 Prophylaxen

14.21 Deprivationsprophylaxe

KB I

Deprivation bezeichnet den Entzug eines bedürfnisbefriedigenden Umfelds. Die Begriffe **Deprivationssyndrom** und **Hospitalismus** lassen sich synonym verwenden.
Hospitalismus beschreibt den Zustand, der durch Mangel an Reizen sowie durch psychische und physische Vernachlässigung entstehen kann.
Deprivation kennzeichnet eine Situation, in der ein chronischer Mangel an Reizen besteht. Damit sind die Betroffenen auf sich selbst als Reizgeber zurückgeworfen und entwickeln häufig krankhafte Bewegungsmuster (z. B. Nesteln) oder Halluzinationen (als Ausdruck psychischer Vermeidungsstrategien).

Welche prophylaktischen Maßnahmen können einer Deprivation entgegenwirken?

14.21 Deprivationsprophylaxe

Maßnahmen zur Vermeidung einer Deprivation

- Reizarmut soll vermieden werden
- Regelmäßige Positionswechsel bei bettlägerigen Menschen durchführen
- Sinnstiftende Tätigkeiten anbieten
- Aufenthalt außerhalb des eigenen Zimmers/Wohnung ermöglichen
- Zur Bewegung/Orientierung notwendige Hilfsmittel bereitlegen
- Sinnesorgane stimulieren, z. B. angenehme Gerüche, Musik, eine schöne Aussicht in die Natur, haptische Stimulation, Vorlesen/Vorsingen
- Kinästhetischen Sinn durch Bewegung stimulieren
- Sozialleben fördern
- Maßnahmen zum Training der Kognition durchführen

14 Prophylaxen

14.22 Deprivation – Risikoeinschätzung

KB I

Eine Mischung aus körperlichen, geistigen und sozialen Faktoren spielt bei der Entwicklung eines **Deprivationssyndroms** zusammen. Es kann zu pflegende Menschen in stationären Einrichtungen, in der häuslichen Pflege und Säuglinge, Kleinkinder und Jugendliche während eines Krankenhausaufenthalts betreffen.

Welche Personen sind gefährdet, ein Deprivationssyndrom zu erleiden?

14.22 Deprivation – Risikoeinschätzung

Ein besonders hohes Deprivationsrisiko haben Personen

- mit eingeschränkter Mobilität
- mit reduzierten Sinnesfunktionen
- die schwer Kontakt knüpfen
- mit psychischen Erkrankungen
- nach schweren Schicksalsschlägen
- deren sozialer und räumlicher Bezugsrahmen sich verändert hat
- die therapeutischen Restriktionen unterworfen sind (z. B. Isolation, Bettruhe)
- die beatmet werden oder Sondennahrung bekommen

14 Prophylaxen

14.23 Dehydratationsprophylaxe

KB I

Die **Dehydratation** *(Flüssigkeitsmangel)* und die **Exsikkose** *(Austrocknung)* sind bedingt durch einen übermäßigen Verlust des im Körper vorhandenen Wassers. Das bezieht sich vor allem auf den extrazellulären *(außerhalb der Zellen gelegenen)* Raum. Dabei ist gleichzeitig der Elektrolythaushalt gestört. Besonders betroffen sind die **Elektrolyte** Natrium, Kalium und Chlorid.
Der Körper gibt ständig Wasser über die Nieren, den Magen-Darm-Trakt, die Lunge und die Haut ab. Besonders bei verstärkter Ausscheidung und ohne einen angemessenen Ausgleich dieser Verluste entwickelt sich eine Dehydratation.

Welche prophylaktischen Maßnahmen können eine Dehydratation oder Exsikkose verhindern?

14.23 Dehydratationsprophylaxe

Maßnahmen zur Förderung der Trinkmenge, dienen der Dehydratations- und Exsikkoseprophylaxe. Diese können sein:

- Lieblingsgetränk anbieten
- Getränke griffbereit hinstellen
- Regelmäßig Getränke anbieten; zur Erinnerung ggf. Wecker stündlich stellen
- Beim Trinken Zeit lassen
- Anreichen der Flüssigkeit mit dem Löffel gelingt oft besser als Trinken aus einem Becher, ggf. Getränke mit Strohhalm anbieten
- Bei isotoner und hypotoner Dehydratation eher salzhaltige Getränke (z. B. Brühe) anbieten, da in diesem Fall der Körper gleich viel Wasser wie Salz (Natrium) verliert
- Bei hypertoner Dehydratation eignet sich wegen des Natriumüberschusses Tee oder Wasser am besten, diese kann der Arzt im Blutserum oder anhand der Natriumwerte im Urin feststellen
- Bevorzugtes Trinkgefäß benutzen lassen und Gefäße nicht bis zum Rand füllen
- In der Küche flüssigkeitsreiche Nahrung bestellen, z. B. Obst, Suppen, Götterspeise oder Kompott
- Getränke bei Pflegebedürftigen mit Schluckbeschwerden (→ K146) andicken
- Gegebenenfalls Trinkprotokoll anlegen

14 Prophylaxen

14.24 Dehydratation – Risikoeinschätzung

KB I

Der tägliche **Flüssigkeitsbedarf** beträgt bei normaler Ausscheidung etwa 2–2,6 l. Die **Deutsche Gesellschaft für Ernährung** (DGE) empfiehlt Menschen ab 15 Jahren je Kilogramm Körpergewicht (kg KG) 30–45 ml Wasser durch Getränke und feste Nahrung zuzuführen. Dies gilt bei gemäßigten klimatischen Bedingungen und ohne hohe körperliche Belastung oder schwere Erkrankungen. Menschen über 51 Jahre benötigen ca. 30 ml/kg Körpergewicht, stillende Frauen haben mit ca. 45 ml/kg Körpergewicht den höchsten Bedarf. Einige Zustände und Grunderkrankungen können eine Dehydratation zur Folge haben.

Welche Personen sind gefährdet, eine Dehydratation zu erleiden?

14.24 Dehydratation – Risikoeinschätzung

Eine besondere Gefahr der Dehydratation besteht bei Menschen mit

- vermindertem Durstempfinden
- Immobilität
- Schluckstörungen (→ K146)
- Bewusstseinsstörungen (→ K184)
- Schmerzen (→ K218, → K219)
- Psychischen Störungen
- Ärztlich verordneter Einschränkung der Trinkmenge
- Erhöhtem Flüssigkeitsverlust, z. B. durch Erbrechen (→ K142) oder bei starkem Schwitzen oder Diarrhöen
- Diabetes mellitus (→ K148)
- Ärztlich verordneter Einnahme von Diuretika oder Abführmitteln
- Drainagen, Sonden und künstliche Ableitungen

14 Prophylaxen

14.25 Malnutritionsprophylaxe

KB I

Eine **Mangelernährung** *(Malnutrition)* entsteht durch ein Defizit an Nährstoffen. Es herrscht eine negative Bilanz zwischen der Aufnahme und dem Bedarf an Nährstoffen. Die Mangelernährung zieht eine Unterversorgung mit Energie, Eiweißen, Mineralstoffen und Vitaminen sowie einen Gewichtsverlust nach sich.

Welche prophylaktischen Maßnahmen können eine Malnutrition verhindern?

14.25 Malnutritionsprophylaxe

Verhinderung der Malnutrition durch:

- Essen in Gemeinschaft fördern
- Verschiedene Wahlmöglichkeiten beim Essen, ggf. Selbstbedienung anbieten
- Appetitliches Anrichten der Speisen
- Bei eingeschränktem Geruchs- und Geschmackssinn kräftige Gewürze zum Nachwürzen bereitstellen, sofern keine Kontraindikationen bestehen
- Kleine Portionen (große Portionen nehmen den zu pflegenden Menschen oft den Appetit)
- Bewegung zur Appetitanregung fördern
- Trinknahrung zusätzlich zur normalen Ernährung anbieten
- Bei Bedarf Ess- und Trinkhilfen nutzen
- Eat by walking ermöglichen, besonders bei Menschen, die an Demenz erkrankt sind (→ K176)
- Ergänzend Sondenernährung verabreichen
- Parenterale Ernährung (→ K145) sicherstellen
- Essen anreichen
- Hilfen beim Stillen und altersgerechte Beikost einführen

14 Prophylaxen

14.26 Malnutrition – Risikoeinschätzung

KB I

Mangelernährung kann den Gesundheits- und Krankheitsverlauf negativ beeinflussen. Mögliche Folgen der Mangelernährung können z. B. ein herabgesetzter Allgemeinzustand, körperliche Schwäche, Müdigkeit oder ein erhöhtes Sturzrisiko (→ K113) sein. Auch die Wundheilung (→ K135) kann verlangsamt und das Infektrisiko erhöht sein. Um dem vorzubeugen, ist eine umfangreiche Risikoeinschätzung unerlässlich.

Welche Personen sind gefährdet, eine Malnutrition zu erleiden?

14.26 Malnutrition – Risikoeinschätzung

Besonders gefährdet an einer Malnutrition zu erkranken sind Personen mit

- eingeschränkter Alltagsaktivität
- nachlassendem oder eingeschränktem Geschmacks- und Geruchsempfinden
- chronischen Erkrankungen, z. B. Tumorerkrankungen, Herzinsuffizienz (→ K156), Lungenerkrankungen, Schlaganfall (→ K178), Depressionen (→ K185), M. Parkinson (→ K182), Demenz (→ K176)
- Erkrankungen im Mundraum (→ K116)
- fehlendem oder schlechtsitzendem Zahnersatz
- Dysphagie (Schluckstörung, → K146)
- eingeschränkter Kognition
- chronischen Schmerzen (→ K219)
- Appetitlosigkeit

14 Prophylaxen

14.27 Infektionsprophylaxe

KB I
III

Unter einer **Infektion** *(Ansteckung)* versteht man die Übertragung, das Haftenbleiben und Eindringen von krankheitserregenden Keimen (z. B. Viren, Pilze, Bakterien, Parasiten) in einen Organismus mit anschließender Vermehrung dieser Mikroorganismen (→ K74, → K75). Infektionen können in jedem Bereich des Körpers auftreten, sich ausbreiten und den gesamten Organismus beeinträchtigen.

Welche prophylaktischen Maßnahmen können eine Infektion verhindern?

14.27 Infektionsprophylaxe

Maßnahmen der Infektionsprophylaxe

Unterbrechung der Infektionskette durch

- aseptische und antiseptische Maßnahmen, besonders Händehygiene (→ K78, → K80)
- Isolierung
- Impfungen

Stärkung der Immunabwehr durch

- eine ausgewogene Ernährung
- Bewegung an frischer Luft
- Wechselduschen, wenn keine Kontraindikationen vorliegen
- Psychohygiene

14 Prophylaxen

14.28 Infektionen – Risikoeinschätzung

Es gibt vielfältige Bedingungen, die Menschen anfällig für Infektionen machen können. Neben **körperlichen Faktoren** können **psychische und umgebungsbedingte Faktoren** eine Rolle spielen.

Welche Personen sind besonders infektionsgefährdet?

14.28 Infektionen – Risikoeinschätzung

Ein besonders infektionsgefährdeter Personenkreis sind Menschen mit

- Diabetes mellitus (→ K148) und anderen Stoffwechselerkrankungen
- Hauterkrankungen
- Erkrankungen der Atemwege
- Anämien
- Peripheren arteriellen Durchblutungsstörungen (→ K159)
- Wunden
- Fehl-/Mangelernährung

und Menschen nach

- Operationen
- Injektionen
- Einnahme bestimmter Medikamente

15 Haut und Wunden

15.1 Haut – Anatomie und Physiologie

Die **Haut** ist mit ihren 1,5–2 m^2 und einem Gewicht von 3,5–10 kg das größte Organ des Menschen. Ihre Funktionen dienen dem Schutz und Wohlbefinden. So ist die Gesunderhaltung der Haut eine Aufgabe der Pflegenden, um Folgeschäden zu vermeiden.

Beschriften Sie die Abbildung.

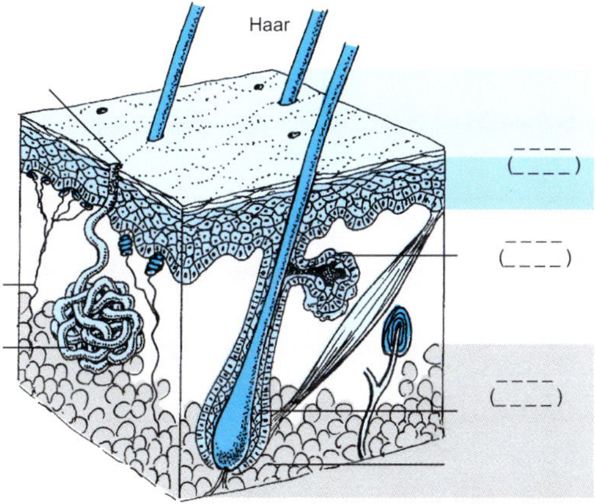

Abb. 15.1a Vereinfachte Darstellung des Aufbaus der Haut. [L190]

15.1 Haut – Anatomie und Physiologie

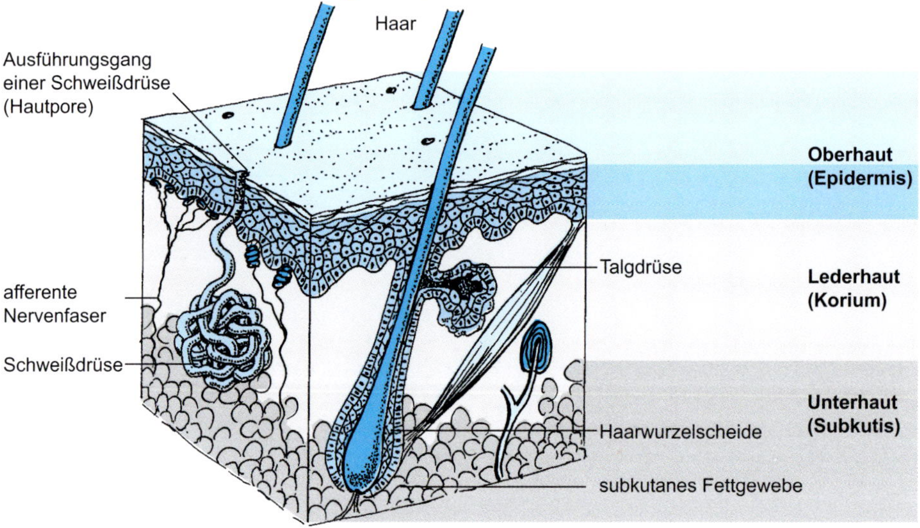

Abb. 15.1b Vereinfachte Darstellung des Aufbaus der Haut. [L190]

15 Haut und Wunden

15.2 Hautbeobachtung

KB I

Die Haut übernimmt eine Reihe wichtiger Funktionen. Pflegenden stehen zur Hautbeobachtung ihr Tast-, Geruchs- und Sehsinn zur Verfügung (→ K33). Bei der täglichen Körperpflege oder anderen Pflegemaßnahmen kann die Hautbeschaffenheit beurteilt werden. Dabei können Hautalter, Hauttyp, Hautfarbe, Hautspannung, Hauttemperatur und die Hautoberfläche bestimmt werden.
Wenn sich die Hautsituation verändert und vom normalen Zustand abweicht, ist das zu dokumentieren.

Welche Funktionen hat die Haut?

15.2 Hautbeobachtung

Funktionen der Haut

- Trennwand und Schutzschild: die Haut trennt Körperinneres und Umwelt, sie schützt sich so vor schädlichen Umwelteinflüssen
- Formgeber: Haut gibt dem Menschen sein typisches Aussehen
- Sinnesorgan: Sinneszellen der Haut können Druck, Berührung, Wärme, Kälte sowie Schmerz wahrnehmen
- Thermostat: die Haut trägt durch Eng- und Weitstellen der Blutgefäße und durch Schwitzen zur Regulierung der Körpertemperatur bei
- Aufnahme- und Ausscheidungsorgan: die Haut kann Stoffe aufnehmen (z. B. Salben, Cremes) und Stoffwechselendprodukte, sowie Talg und Schweiß abgeben
- sie ist Kommunikationsorgan und wird als „Spiegel der Seele" bezeichnet: Freude, Trauer, Erregung, Angst, seelische Not werden über Hautveränderungen sichtbar

15 Haut und Wunden

15.3 Hautpflege

KB I

Hautpflege muss den Bedürfnissen der Haut angepasst sein. Trockene Haut benötigt eine andere Pflege als fettige Haut und bei Pergamenthaut müssen besondere Vorsichtsmaßnahmen eingehalten werden. Ziel der adäquaten Hautpflege ist es außerdem, den Hydro-Lipidfilm zu erhalten.

Wie sieht die Pflege fettiger Haut aus?

Wie wird trockene Haut gepflegt?

Was muss bei Pergamenthaut beachtet werden?

15.3 Hautpflege

Pflege fettiger Haut:
Es sollten Produkte verwendet werden, die einen hohen Anteil an Wasser besitzen und einen niedrigen Anteil an Öl oder fettenden Substanzen: Öl-in-Wasser-Emulsion (O/W)
Pflege trockener Haut:
Es sollten Produkte verwendet werden, die einen hohen Anteil an Öl/fettenden Substanzen besitzen und einen niedrigen Anteil an Wasser: Wasser-in-Öl (W/O). Duschen ist dem Baden vorzuziehen.
Pflege bei Pergamenthaut:
Bei der Pflege von Pergamenthaut darf weder beim Waschen noch Abtrocknen stark gerieben werden. Die Haut darf nur abgetupft werden. Zur Pflege können W/O-Produkte verwendet werden. Vorsicht ist vor allem auch bei der Anwendung und Entfernung von stark klebenden Pflastern geboten. Zur Bedeckung von Wunden oder Fixierung von Kompressen sind hier Bindenverbände anzuwenden.

15 Haut und Wunden

15.4 Akute Wunden

Eine Wunde ist eine Unterbrechung der Gewebestruktur. Eine Wunde kann an jeder Körperstelle entstehen. Wunden werden nach ihrer Entstehung eingeteilt. **Akute Wunden** entstehen durch äußere Einflüsse.

Durch welche äußeren Einflüsse können Wunden entstehen? Differenzieren Sie dabei auch die Arten der Einflüsse/Wunde.

15.4 Akute Wunden

Äußere Einflüsse der Wundentstehung

- Thermisch:
  - Hitze (Verbrennung) und Kälte (Erfrierung)
- Mechanisch:
  - Scharf schneidende oder spitze Gewalteinwirkung
  - Stumpfe Gewalteinwirkung
- Chemisch:
  - Säuren oder Laugen (Verätzungen)
- Strahlenbedingt:
  - Ultraviolette (UV-)Strahlen
  - Ionisierende Strahlen

15 Haut und Wunden

15.5 Chronische Wunden

Laut des Expertenstandards „Pflege von Menschen mit chronischen Wunden“ (→ K23) spricht man immer dann von **chronischen Wunden,** wenn sie nach 4–12 Wochen nicht abgeheilt sind. Sie entstehen aufgrund einer verzögerten Wundheilung.

Welche Ursachen für eine verzögerte Wundheilung gibt es?

15.5 Chronische Wunden

Ursachen einer verzögerten/gestörten Wundheilung

- Minderdurchblutung bzw. Unterversorgung der Haut mit Sauerstoff
- Verminderter venöser Abfluss des Blutes durch Blutstau
- Chronische Erkrankungen, wie z. B. Diabetes mellitus (→ K148)
- Infektion mit Mikroorganismen in der Wunde
- Mangelernährung, Kachexie (→ K128)

16 Verdauungssystem

16.1 Verdauungssystem – Anatomie und Physiologie

Der **Verdauungstrakt** dient der Aufnahme, dem Weitertransport und der Resorption von Nährstoffen. Um aufgenommene Nahrungsmittel verdauen zu können, müssen diese im Verdauungstrakt verschiedene Stationen durchlaufen.

Beschriften Sie die Abbildung des Verdauungstrakts.

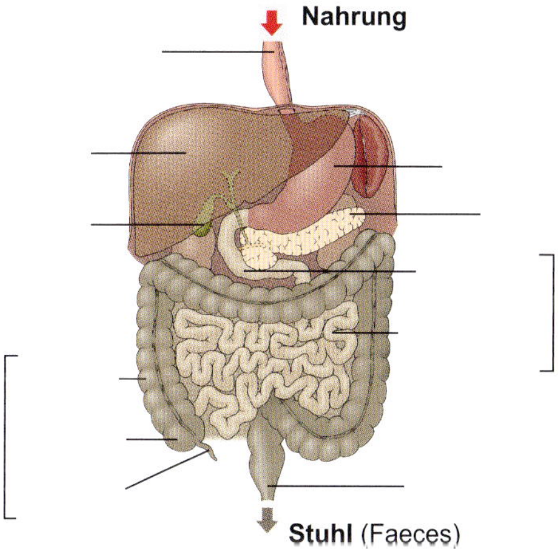

Abb. 16.1a Verdauungsorgane. [L190]

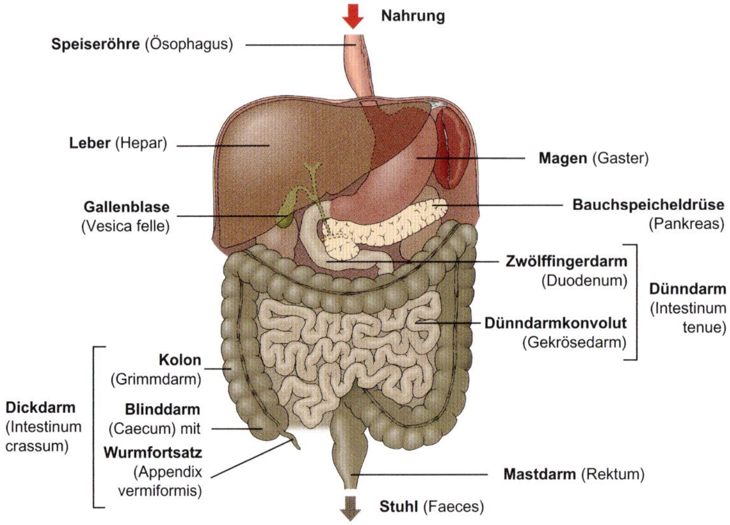

Abb. 16.1b Verdauungsorgane. [L190]

16 Verdauungssystem

16.2 Gastritis, Ulcus

Eine **Gastritis** *(Magenschleimhautentzündung)* entsteht durch Infektionen, bakterielle Toxine, übermäßigen Alkohol- und Nikotingenuss, längere Einnahme bestimmter Medikamente oder bedingt durch Stress.
Ulzera sind durch Verdauungssäfte entstandene Schleimhautdefekte, die auch die Muscularis mucosae betrifft. Am häufigsten kommen Ulzera im Magen **(Ulcus ventriculi)** und Duodenum **(Ulcus duodeni)** vor.

Welche Symptome einer akuten Gastritis kennen Sie?

Wie entsteht ein Ulkus?

Beschreiben Sie Aufnahme und Weitertransport von Nährstoffen im Verdauungstrakt.

Symptome einer akuten Gastritis:

- Druckgefühl in der Magengegend
- Appetitlosigkeit
- Übelkeit
- Erbrechen/Hämatemesis (→ K142)

Ulkusentstehung:

- Ungleichgewicht zwischen aggressiven (die Schleimhaut schädigenden) und defensiven (die Schleimhaut schützenden) Faktoren
- Wichtigste aggressive Faktoren sind Salzsäure (HCl), das Vorkommen von Helicobacter pylori (gramnegatives Bakterium) und Einnahme nichtsteroidaler Antirheumatika (z. B. Diclofenac)
- Sonderform: Stressulkus bei Intensivpflegebedürftigen (einmaliges Ereignis)

Aufnahme und Weitertransport von Nährstoffen im Verdauungstrakt:

- **Mundhöhle** nimmt Nahrung auf, Zähne zerkleinern diese
- Nahrungsbrei gelangt weiter zum **Rachen** *(Pharynx)*
- **Speiseröhre** *(Ösophagus)* ist das Verbindungsstück zwischen Rachen und **Magen** *(Gaster)*
- Magen durchmischt den Nahrungsbrei, Eiweiß- und Fettverdauung beginnen
- Im **Dünndarm** findet die Verdauung durch Dünndarmsekrete, Galle und Bauchspeichel statt
- **Bauchspeicheldrüse** stellt für den Kohlenhydratstoffwechsel Hormone (u. a. Insulin) zur Verfügung
- Im **Kolon** und **Dickdarm** findet keine Verdauung mehr statt. Allerdings werden dem Nahrungsbrei noch Wasser und Salze entzogen.

16 Verdauungssystem

16.3 Appendizitis

KB I
III

Bei einer **Appendizitis** handelt es sich um die Entzündung des Wurmfortsatzes *(Appendix)*, umgangssprachlich auch fälschlicherweise als „Blinddarmentzündung" bezeichnet. Häufig tritt sie im Kindes- und Jugendalter auf.

Welche typischen Symptome weisen auf eine Appendizitis hin?

Beschreiben Sie drei Verlaufsstadien der Appendizitis.

16.3 Appendizitis

Typische Symptome einer Appendizitis sind:

- Schmerzen im rechten Unterbauch, die sich beim Laufen verstärken
- Übelkeit, Erbrechen, Stuhlunregelmäßigkeiten
- Fieber
- Loslassschmerz (Schmerzen beim Loslassen des eingedrückten Bauchs bei bestimmten Druckpunkten)

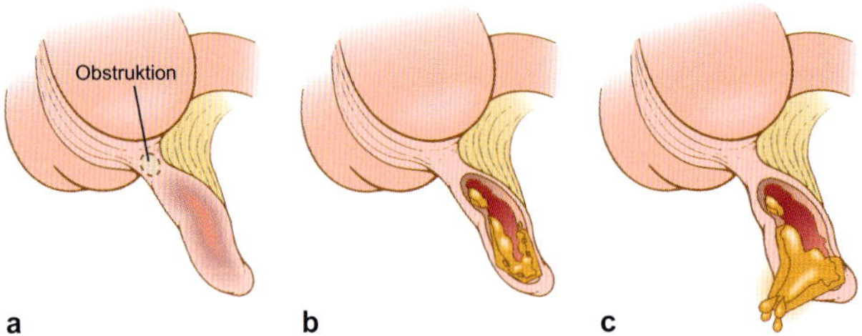

Abb. 16.2 Stadien der Appendizitis. a) Obstruktion (Verstopfung/Verschluss) und bakterielle Infektion verursachen einen roten, geschwollen und entzündeten Wurmfortsatz. b) Eiter und Bakterien dringen in die Wand des Appendix ein. c) Eiter perforiert (durchbricht) die Wand des Appendix in das Abdomen, was zu einer Peritonitis (Entzündung des Bauchfells) führt. [E342-012]

16 Verdauungssystem

16.4 Chronische Darmentzündungen

Typische chronische Darmentzündungen sind **Colitis ulcerosa** und **Morbus Crohn.** Die Symptome beider Erkrankungen sind ähnlich und somit auch die pflegerische Versorgung und Beratung der Betroffenen und deren Angehöriger.

Welche Aufgaben haben Sie als Pflegende bei zu pflegenden Menschen mit chronischen Darmentzündungen?

16.4 Chronische Darmentzündungen

Pflege von Menschen mit entzündlichen Darmerkrankungen

- Psychische Betreuung ist besonders wichtig, da Betroffene oft Hilfe bei der Auseinandersetzung mit der Erkrankung benötigen
- Aktives Zuhören (→ K71)
- Kontakt zu Selbsthilfegruppen herstellen (auf Wunsch)
- Beobachtung des Allgemeinzustands
- Beobachtung des Stuhls auf Aussehen, Häufigkeit, Zeitpunkt des Auftretens sowie Dokumentation der Beobachtungen
- Ruhepausen ermöglichen, da häufige Stuhlgänge auch physisch belastend sind
- Reinigung mit feuchten Einmalwaschlappen oder mit fließendem Wasser (Intimtoilette) ermöglichen
- Weiches Toilettenpapier verwenden bzw. bereitstellen
- Geruchsminimierende Raumsprays verwenden und regelmäßig lüften
- Saubere Ersatzkleidung bereitlegen
- Substitution fehlender Nährstoffe nach ärztlicher Anordnung
- Gegebenenfalls Kostanpassung in Abstimmung mit der Ernährungsberatung und dem Arzt/Ärztin

16 Verdauungssystem

16.5 Kolon-Karzinom

Bei dem **kolorektalen Karzinom** handelt es sich um eine bösartige Erkrankung des Dickdarms. Meist ist dieses Karzinom im Rektum lokalisiert. Die **Metastasen** *(Tochtergeschwüre)* befinden sich oft in der Leber.

Welche Aufgaben übernimmt die Pflegeassistenz im Rahmen der postoperativen Betreuung und Pflege eines Menschen nach einer Darmoperation?

Welche Komplikationen können postoperativ auftreten?

16.5 Kolon-Karzinom

Aufgaben im Rahmen der postoperativen Überwachung

- Beobachten des zu pflegenden Menschen: Vitalzeichenkontrolle, Bewusstsein und Orientierung überwachen, nach Schmerzen fragen und Auffälligkeiten sofort melden
- Hilfestellung bei der Bewegung und Mobilisation sowie Körperpflege
- Unterstützung des zu pflegenden Menschen postoperativ bei Übelkeit und Erbrechen, Harnverhalt und der Stomaversorgung
- Psychosoziale Begleitung

Folgende **Komplikationen** können auftreten:

- Blutungen im Bereich der Operationsnaht (Wundgebiet)
- Sekret der Drainagen ist stark blutig oder übel riechend, das kann ein Hinweis auf Nahtinsuffizienz (aufgehende Naht) am operierten Organ sein
- Zu pflegender Mensch hat Fieber und zeigt weitere Entzündungszeichen

16 Verdauungssystem

16.6 Beurteilung von Stuhlgang

Die Ausscheidung von Stuhl wird **Defäkation** genannt. Der Ablauf ist reflexartig und kann willentlich beeinflusst werden, indem der Stuhl mithilfe der Bauchpresse durch den äußeren Schließmuskel gedrückt wird. So leert sich die Ampulle des Rektums.

Welche Beobachtungskriterien für Stuhlgang kennen Sie?

16.6 Beurteilung von Stuhlgang

Kriterien der Stuhlbeobachtung

- Häufigkeit
- Konsistenz z. B. Durchfall oder Obstipation
- Beschaffenheit und Menge des Stuhls
- Stuhlfarbe und Geruch
- Beimengungen wie Blut, Schleim oder verschluckte Fremdkörper, auch Parasiten

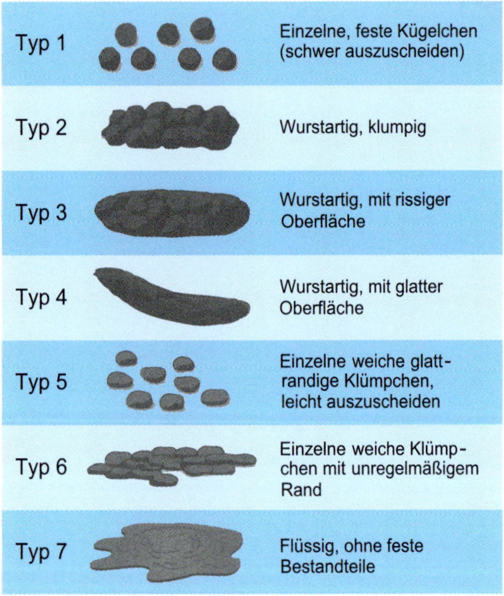

Abb. 16.3 Bristol-Stuhlformen-Skala: Typen 1 und 2 weisen auf Obstipation hin, Typen 3 und 4 gelten als „ideal", Typen 5 bis 7 weisen auf Diarrhö hin. [L141]

16 Verdauungssystem

16.7 Beurteilung von Erbrochenem

Erbrechen *(Emesis)* ist ein Schutzreflex des menschlichen Körpers, um schädigende Stoffe oder Keime zu entfernen. Dem Erbrechen geht dann meistens eine **Übelkeit** *(Nausea)* voraus welche als eine Störung des Wohlbefindens empfunden wird.
Bei stark geschwächten oder bewusstseinseingeschränkten Menschen ist besonders darauf zu achten, dass Erbrochenes nicht in die Luftröhre gelangt und so aspiriert wird.

Welche Ursachen von Erbrechen kennen Sie?

16.7 Beurteilung von Erbrochenem

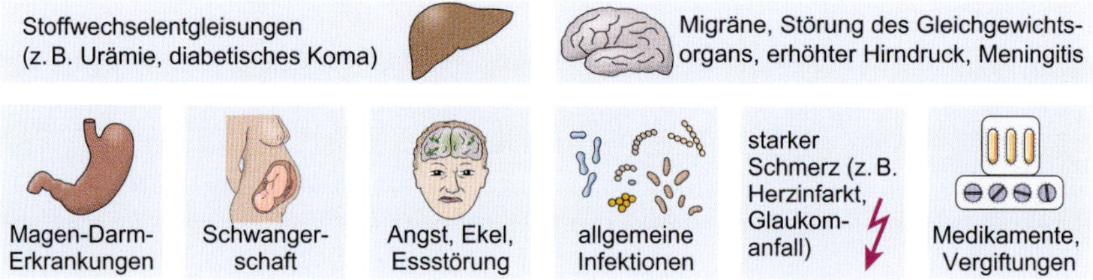

Abb. 16.4 Ursachen für Erbrechen. [L190]

16 Verdauungssystem

16.8 Kostformen

Manche Grunderkrankungen (z. B. Darmerkrankungen, Diabetes mellitus) können erfordern, dass der zu pflegende Mensch bestimmte **Kostformen** einhalten muss. Dabei können sowohl die Konsistenz, die Menge aber auch die Zusammensetzung der Nahrung eine Rolle spielen.

Welche Kostformen kennen Sie und wie unterscheiden sie sich?

16.8 Kostformen

Kostform	Merkmal
Vollkost	• Normale Kost mit normalem Kaloriengehalt
Pürierte Kost	• Alle festen Speisen sind püriert
Schonkost	• Leicht verdaulich, nicht blähend • Zubereitung ohne Backen, Braten und scharfes Würzen • Fettarm, evtl. ballaststoffarm
Kalorienreiche Kost	• Kalorienreich und hochwertig
Aufbaukost	• Kost wird nach einem Schema aufgebaut: – Schluckweise Tee – Tee und Zwieback – Schleimsuppe – Passierte Kost – Schonkost
Eiweiß- und elektrolytdefinierte Diäten	• Eiweiß- oder Kochsalzgehalt ist z. B. reduziert

Tab. 16.1 Verschiedene Kostformen.

16 Verdauungssystem

16.9 Diäten

Zu pflegende Menschen, die z. B. unter Übergewicht *(Adipositas)*, Untergewicht bis hin zur Kachexie oder anderen Erkrankungen leiden, benötigen oft eine **Sonderkost** in Form einer Diät. Die Diät ist so beschaffen, dass sie auf die Erfordernisse der Ernährung und der Grunderkrankung abgestimmt ist.

Welche Diätformen gibt es?

16.9 Diäten

Diätform	Erklärung
Fettarme Diät	• Fett- und cholesterinarm • Wenig tierische Fette
Purinarme Diät	• Keine Hülsenfrüchte, Pilze oder Spinat • Wenig Fleisch und Fisch • Wenig Kaffee
Keimarme Diät	• Kein frisches Obst und Gemüse • Nur gekochte Lebensmittel • Verzicht auf Gewürze
Glutenfreie Diät	• Kein Weizen, Hafer, Gerste, Roggen oder Dinkel
Milcheiweißfreie Diät	• Sojamilch • Spezielle Säuglingsnahrung
Laktosefreie Diät	• Fehlen des Milchzuckers

Tab. 16.2 Diätformen.

16 Verdauungssystem

16.10 Enterale und parenterale Ernährung

KB III

Bei manchen zu pflegenden Menschen reicht die orale Ernährung zur Deckung des Nährstoffbedarfs nicht aus, weil sie z. B. durch Schluckstörungen (→ K146) nicht essen können oder durch eine Operation nicht essen dürfen. Sie werden über eine Sonde enteral *(über den Magen-Darm-Trakt)* ernährt. Ist die enterale Ernährung nicht möglich, wird zur Deckung des Nährstoff- und Flüssigkeitshaushalts eine parenterale Ernährung vorgenommen. Dabei wird der Magen-Darm-Trakt umgangen.

Welche Grundsatzregeln sollten bei der enteralen oder parenteralen Verabreichung von Medikamenten, Nahrung und Flüssigkeit eingehalten werden?

16.10 Enterale und parenterale Ernährung

Grundsätzliche Vorgaben bei der enteralen und parenteralen Medikamenten-, Nahrungs- und Flüssigkeitsgabe

- 10-R-Regel der Medikamentengabe
- Hygienische Händedesinfektion
- Wechsel der Überleitungssysteme alle 24 h
- Beobachten der Eintrittsstelle und Umgebung (PEG, venöser Zugang)
- Beobachten des zu pflegenden Menschen (Übelkeit, Erbrechen, Vitalzeichen)
- Kontrolle des Flüssigkeitshaushaltes (Ein- und Ausfuhr beobachten, ggf. dokumentieren)

16 Verdauungssystem

16.11 Schluckstörungen

Bei der **Schluckstörung** *(Dysphagie)* handelt es sich um eine Behinderung oder vollkommene Einschränkung des physiologischen Schluckvorgangs. Die Folgen können z. B. eine Aspirationspneumonie (→ K164), Malnutrition (→ K127), Kachexie oder Dehydratation (→ K125) sein.

Welche Anzeichen für eine Schluckstörung gibt es?

16.11 Schluckstörungen

Anzeichen für eine Schluckstörung

- Gewichtsverlust
- Speisereste sammeln sich in Mund oder Wangentaschen
- Speichel oder Essensreste fließen aus dem Mund
- Gurgelnde Sprache, Stimmverschlechterung
- Willkürliche Auslösung des Schluckaktes nicht möglich
- Häufiges Verschlucken, Husten und Würgen
- Ausbleiben von Husten und Würgen
- Nahrungsverweigerung

17 Stoffwechsel und Hormone

17.1 Bauchspeicheldrüse – Anatomie und Physiologie

Die **Bauchspeicheldrüse** *(Pankreas)* liegt im Mittelbauch, ist ca. 15–20 cm lang und etwa 100 g schwer. Der breiteste Anteil des Organs, der Pankreaskopf, wird vom C-förmigen Abschnitt des Zwölffingerdarms umschlossen. An den Pankreaskopf schließen sich der Pankreaskörper und der Pankreasschwanz an, der quer bis zur Milz in den linken Oberbauch reicht.

Beschriften Sie die Abbildung.

Welche Funktion hat die Bauchspeicheldrüse?

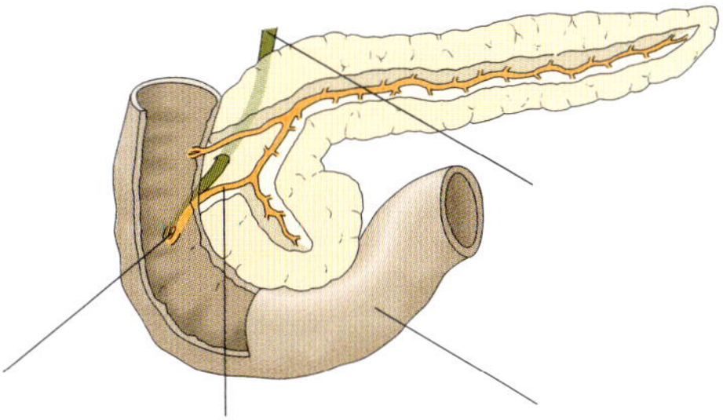

Abb. 17.1a Pankreas mit Hauptgallengang. [L190]

17.1 Bauchspeicheldrüse – Anatomie und Physiologie

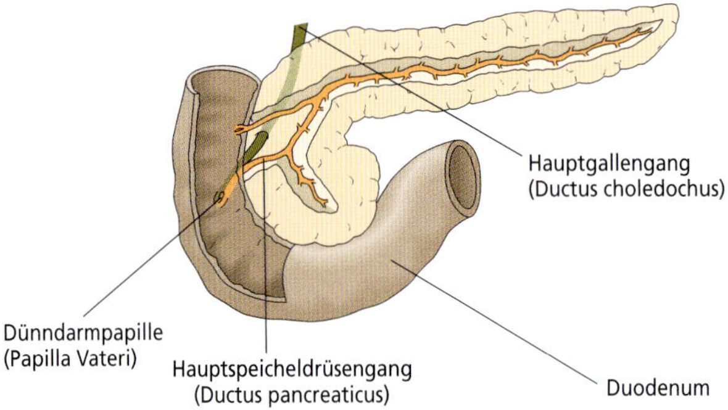

Abb. 17.1b Pankreas mit Hauptgallengang. [L190]

Funktion der Bauchspeicheldrüse:

- Produziert Sekret zur Verdauung und stellt Hormone für den Stoffwechsel zur Verfügung
- Gibt Hormone in das Blut ab
- Dient dem Kohlenhydratstoffwechsel und reguliert somit den Blutzucker
- Bildet Pankreassaft, der in den Dünndarm zur Verdauung abgegeben wird

17 Stoffwechsel und Hormone

17.2 Diabetes mellitus Typ 1 und 2

KB III

Beim Diabetes mellitus handelt es sich um eine **Stoffwechselstörung,** bei der über einen längeren Zeitraum der Zuckergehalt des Blutes erhöht ist. Die Diabetes mellitus-Typen werden grob in Typ 1 und Typ 2 unterteilt. Die Unterscheidung ist für die Therapie und das Essverhalten des zu pflegenden Menschen unerlässlich.

Welche Symptome unterscheiden Diabetes mellitus Typ 1 und Typ 2? Ordnen Sie zu.

- Schneller Beginn mit starkem Durst
- Oft Bluthochdruck und Übergewicht
- Hautjucken
- Häufige Pilzerkrankungen
- Hohe Urinausscheidung
- Übelkeit
- Schwäche und Gewichtsverlust
- Schleichender Beginn mit Harnwegsinfekten
- Schwäche
- Koma

17.2 Diabetes mellitus Typ 1 und 2

Unterscheidung der Diabetes mellitus-Typen 1 und 2

Typ 1	Typ 2
• Schneller Beginn mit starkem Durst • Hohe Urinausscheidung • Übelkeit • Schwäche und Gewichtsverlust • Koma	• Schleichender Beginn mit Harnwegsinfekten • Hautjucken • Häufige Pilzerkrankungen • Schwäche • Oft Bluthochdruck und Übergewicht

Tab. 17.1 Symptome des Diabetes mellitus.

18 Bewegungsapparat

18.1 Stütz- und Bewegungsapparat – Anatomie und Physiologie

KB III

Der **Stütz- und Bewegungsapparat** besteht aus mehreren unterschiedlichen Strukturen, welche das Skelettsystem ergeben. Es besteht aus Knochen, Knorpeln, Muskeln, Sehnen, Bändern und Gelenken. Durch deren Zusammenspiel wird Bewegung erst möglich.

Welches sind die kleinsten und welches ist der größte Knochen?

Wodurch ist Bewegung möglich?

Beschriften Sie die abgebildeten Knochen.

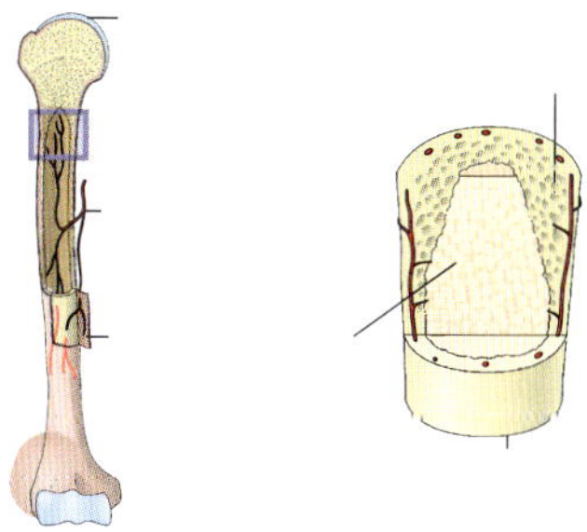

Abb. 18.1a Aufbau eines Röhrenknochens. Links: teilweise längs eröffnet; rechts: vergrößerter Ausschnitt. [L190]

18.1 Stütz- und Bewegungsapparat – Anatomie und Physiologie

Kleinste Knochen: Hammer, Amboss, Steigbügel in der Paukenhöhle des Ohrs
Größter Knochen: Femur *(Oberschenkelknochen)*

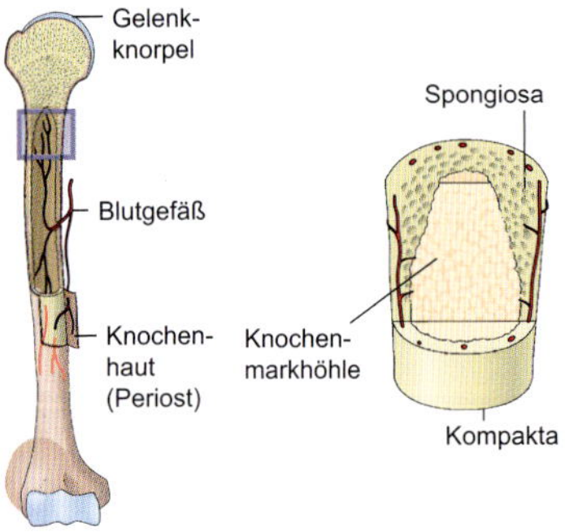

Abb. 18.1b Aufbau eines Röhrenknochens. Links: teilweise längs eröffnet; rechts: vergrößerter Ausschnitt. [L190]

18 Bewegungsapparat

18.2 Rheumatische Erkrankungen

Rheuma ist ein Oberbegriff für viele Erkrankungen des Stütz- und Bindegewebes, die Schmerzen verursachen und die Bewegung massiv einschränken können. Eine häufig auftretende Form ist die **rheumatoide Arthritis.** Zur Behandlung werden unter anderem Schmerzmittel und Kortisonpräparate angewendet.

Welche Pflegepraxis ist bei rheumatischen Erkrankungen zu bevorzugen?

In welchen Lebensbereichen benötigen Menschen mit rheumatoider Arthritis womöglich Unterstützung?

18.2 Rheumatische Erkrankungen

Bevorzugte Pflegepraxis bei Menschen mit rheumatischen Erkrankungen

Aktivierende Pflege, um die Beweglichkeit, das Selbstwertgefühl und die Selbstbestimmung des zu pflegenden Menschen zu erhalten.

Beispiele für zu unterstützende Lebensbereiche:

Sich Bewegen und für Sicherheit sorgen:

- Bei Einschränkungen der Beweglichkeit sind Hilfsmittel zu nutzen
- Maßnahmen der Sturzprophylaxe durchführen
- Maßnahmen der Schmerzlinderung durchführen

Sich pflegen und kleiden:

- Unterstützung anbieten
- Kleidung mit Klett- oder Reißverschlüssen nutzen

Essen und trinken:

- Unterstützung bei der Nahrungsvorbereitung (z. B. Flaschen öffnen, Brot schneiden)
- Unterstützung bei der Einnahme, ggf. Hilfsmittel wie Griffverdickungen anwenden

18 Bewegungsapparat

18.3 Osteoporose

Bei der **Osteoporose** handelt es sich um eine **generalisierte Knochenerkrankung,** bei der die Knochenmasse bzw. Knochendichte vermindert und die Knochenstruktur umgebaut wird. Die Folge davon ist ein höheres Frakturrisiko.

Welche Formen der Osteoporose gibt es?

Erklären Sie, was auf der Abbildung zu sehen ist.

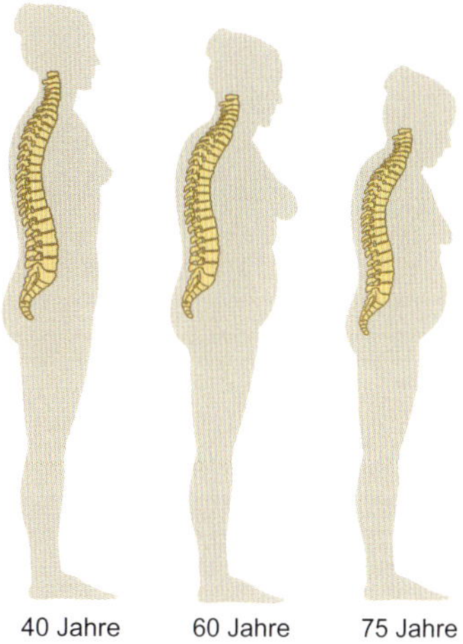

Abb. 18.2 Folgen der Osteoporose. [L255]

18.3 Osteoporose

Formen der Osteoporose

Primäre Osteoporose:
Postmenopausale Osteoporose tritt bei Frauen zwischen 50 und 70 Jahren auf
- Typisch: Wirbelkörperfraktur
- Ursache: Östrogenmangel

Senile Osteoporose tritt bei Frauen und Männern ab dem 70. Lebensjahr auf
- Typisch: Oberschenkelhals- und Armfrakturen
- Ursache: vermutlich Bewegungs-, Kalzium- und Vitamin-D-Mangel

Sekundäre Osteoporose:
- Nach Langzeitbehandlung mit Glukokortikoiden
- Knochenmasse reduziert sich mehr als in dem Alter üblich
- Schilddrüsenüberfunktion
- Alkoholmissbrauch

Abbildung: Hier erkennt man die Bildung eines Rundrückens und die dadurch geminderte Körpergröße. Dies wird durch die Veränderungen an den Wirbelkörpern der Wirbelsäule ausgelöst. In der Pflege wird das oft an den Hautfalten am Rücken der zu Pflegenden sichtbar, was auch als „Tannenbaumphänomen" bezeichnet wird.

18 Bewegungsapparat

18.4 Arthrose

KB III

Bei der **Arthrose** verschleißt der Gelenkknorpel und wird zunehmend zerstört. Die Folgen können Bewegungseinschränkungen bis zur Bewegungsunfähigkeit und die Versteifung des Gelenkes sein. Arthrosen zählen zu den häufigsten Erkrankungen des Stütz- und Bewegungsapparates.

Welche Arten der Arthrosen gibt es?

18.4 Arthrose

Arthrosearten

- **Primäre Arthrose:** Ursache nicht bekannt
- **Sekundäre Arthrose:**
  - Folge angeborener oder erworbener Deformationen, dadurch unphysiologische Gelenkbelastung
- **Posttraumatische Arthrose** als Folge einer Verletzung

19 Herz-Kreislauf- und Blutsystem

19.1 Herz und Kreislauf – Anatomie und Physiologie

Das **Herz-Kreislauf-System** ist die Grundlage zur Erhaltung der Lebensfunktionen. Ohne dieses funktionierende System von Venen, Arterien und Lungenbläschen ist kein Leben möglich, da über die Arterien Sauerstoff und Nährstoffe zu Zellen und Organen transportiert und Stoffwechselendprodukte abtransportiert werden.

Verbinden Sie die passenden Begriffe und Aussagen. Wie findet der Gasaustausch statt?

Ventrikel	Wird abgeatmet
Trikuspidalklappe	Vorhof
Führt sauerstoffreiches Blut (mit einer Ausnahme)	Herzkranzgefäße
Hier findet der Gasaustauch statt	Lungenbläschen *(Alveolen)*
Versorgt das Herz mit Sauerstoff	Vene
Kohlendioxid	Dreizipflige Segelklappe
Atrium	Kammer
Führt sauerstoffarmes Blut (mit einer Ausnahme)	Arterie

Tab. 19.1a Herz-Kreislauf.

19.1 Herz und Kreislauf – Anatomie und Physiologie

Begriffszuordnung

Ventrikel	Kammer
Trikuspidalklappe	Dreizipflige Segelklappe
Führt sauerstoffreiches Blut (mit einer Ausnahme)	Arterie
Hier findet der Gasaustauch statt	Lungenbläschen *(Alveolen)*
Versorgt das Herz mit Sauerstoff	Herzkranzgefäße
Kohlendioxid	Wird abgeatmet
Atrium	Vorhof
Führt sauerstoffarmes Blut (mit einer Ausnahme)	Vene

Tab. 19.1b Herz-Kreislauf.

19 Herz-Kreislauf- und Blutsystem

19.2 Hypertonie und Hypotonie

Eine **Hypertonie** *(zu hoher Blutdruck)* ist die nicht situationsabhängige Blutdruckerhöhung langfristig über 140/90 mmHg.
Bei der **Hypotonie** *(zu niedriger Blutdruck)* kommt es zu einer dauernden Blutdruckerniedrigung unter 100/60 mmHg bei gleichzeitigen Beschwerden durch die Minderdurchblutung der Organe.

Füllen Sie den Lückentext.

Die **Hypo**tonie kann z. B. bei __________, __________ oder Herzinsuffizienz auftreten.
Je länger eine **Hyper**tonie besteht und je höher der Blutdruck ist, desto größer ist die Gefahr von __________ an den Organen.
Eine **hypertensive Krise** ist eine krisenhafte Entgleisung des Bluthochdrucks ohne __________.
Die Blutdruckwerte liegen meist über 220/120 mmHg, bei Kindern sind die Grenzwerte altersabhängig __________.
Ein **hypertensiver Notfall** ist eine Blutdruckentgleisung mit Symptomen und akuter Gefährdung von __________, __________, zentralem Nervensystem und/oder Nieren.

19.2 Hypertonie und Hypotonie

Die **Hypo**tonie kann z. B. bei Blutverlust, Schock oder Herzinsuffizienz auftreten.
Je länger eine **Hype**rtonie besteht und je höher der Blutdruck ist, desto größer ist die Gefahr von Schäden an den Organen.
Eine **hypertensive Krise** ist eine krisenhafte Entgleisung des Bluthochdrucks ohne Symptome. Die Blutdruckwerte liegen meist über 220/120 mmHg, bei Kindern sind die Grenzwerte altersabhängig niedriger.
Ein **hypertensiver Notfall** ist eine Blutdruckentgleisung mit Symptomen und akuter Gefährdung von Herz, Gefäßen, zentralem Nervensystem und/oder Nieren.

19 Herz-Kreislauf- und Blutsystem

19.3 Angina pectoris und Myokardinfarkt

Bei der **KHK** (koronare Herzkrankheit) sind Herzkranzgefäße *(Koronarien)* durch Ablagerungen verengt (Arteriosklerose, „Arterienverkalkung“ = Koronarsklerose).
Über Jahre hinweg bilden sich dabei in den Gefäßwänden Fettablagerungen. Diese verbinden sich mit Kalzium zu einer zähen Masse und es entsteht eine sogenannte Plaque. Die Folgen können **Angina pectoris** und/oder ein Herzinfarkt sein.

In welche drei Gruppen kann die Angina pectoris eingeteilt werden?

Welche typischen Symptome sprechen für einen Myokardinfarkt?

19.3 Angina pectoris und Myokardinfarkt

Formen der Angina pectoris:

- Stumme Angina pectoris
- Stabile Angina pectoris
- Instabile (akute) Angina pectoris

Symptome des Myokardinfarkts:

- Länger als fünf Minuten anhaltende heftige Schmerzen oder starker Druck in der Brust, Ausstrahlung in linke Schulter, linken Arm, Unterkiefer oder Oberbauch
- Stärkere Schmerzen als bei Angina pectoris
- Keine Besserung bei Gabe von Nitratspray (wichtige Unterscheidung zum Angina-pectoris-Anfall bei instabiler Angina pectoris)
- Unruhegefühl, Panik bis hin zu Todesangst
- Atemnot *(Dyspnoe)*
- Kalter Schweiß und Blässe
- Übelkeit und Erbrechen

Bei Frauen häufig zusätzlich:

- Schmerzausstrahlung in den Oberbauch
- Rückenschmerzen
- Unklare Müdigkeit

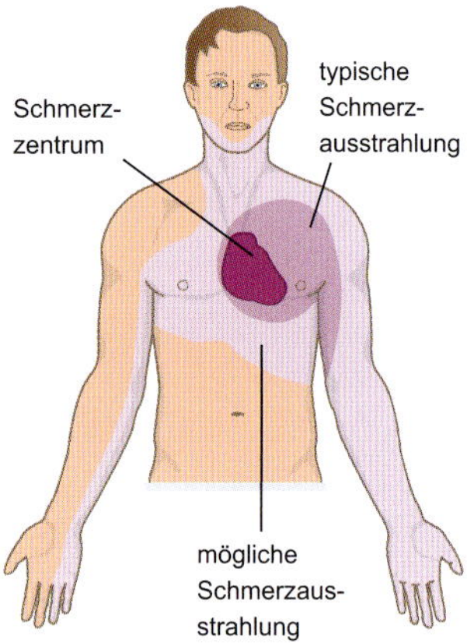

Abb. 19.1 Schmerzausstrahlung bei Angina pectoris und Herzinfarkt. [L138]

19 Herz-Kreislauf- und Blutsystem

19.4 Herzinsuffizienz

Unter **Herzinsuffizienz** *(Herzmuskelschwäche)* versteht man das Unvermögen des Herzens, das zur Versorgung des Körpers mit Sauerstoff und Nährstoffen erforderliche Blutvolumen zu fördern. Eine Herzinsuffizienz ist die Folge verschiedener Herz-Kreislauf-Erkrankungen.

Geben Sie zur Einteilung einer Herzinsuffizienz, die Stadien nach NYHA (New York Heart Association) an.

19.4 Herzinsuffizienz

Stadium	Beschwerden
NYHA I 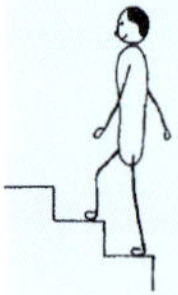	**Symptomfrei** Herzmuskel angegriffen, aber keine Beschwerden und keine Behinderung der körperlichen Aktivität
NYHA II 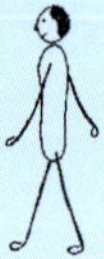	**Leicht** Leichte Einschränkung bei stärkerer Belastung z. B. Treppen steigen. In Ruhe und bei geringer Belastung aber beschwerdefrei
NYHA III 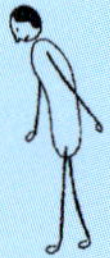	**Mittelschwer** In Ruhe beschwerdefrei, bei geringer Aktivität jedoch schon stark eingeschränkt
NYHA IV 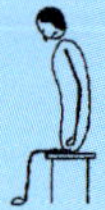	**Schwer** Symptome der kardialen Insuffizienz bei allen körperlichen Alltagsaktivitäten und schon in Ruhe vorhanden

Abb. 19.2 NYHA-Einteilung der Herzinsuffizienz. [L190]

19 Herz-Kreislauf- und Blutsystem

19.5 Herzrhythmusstörungen

Herzrhythmusstörungen sind Störungen der Herzfrequenz und/oder der Regelmäßigkeit des Herzschlags aufgrund von Reizleitungs- und/oder Reizbildungsstörungen.

Welche Ursachen für eine Herzrhythmusstörung kann es geben?

19.5 Herzrhythmusstörungen

Mögliche Ursachen von Herzrhythmusstörungen

- Herzinfarkt
- Koronare Herzkrankheit (KHK)
- Herzmuskelerkrankung *(Kardiomyopathie)*
- Herzmuskelentzündung *(Myokarditis)*
- Bluthochdruckkrise
- Herzklappenerkrankung
- Angeborene Herzfehler

19 Herz-Kreislauf- und Blutsystem

19.6 Thrombose und Embolie

Unter einer **Thrombose** versteht man die Gerinnung in einem Blutgefäß mit Blutpfropfbildung. Je nach Sitz des Thrombus unterscheidet man zwischen arterieller und venöser Thrombose.
Embolie: Teilweise oder vollständiger Verschluss von Gefäßen mit eingeschwemmtem Material, welches als Embolus bezeichnet wird.

Welche drei Hauptursachen sind für die Entstehung einer Thrombose verantwortlich (Virchow-Trias)?

Welche lebensbedrohliche Komplikation kann aufkommen? Anhand welcher Symptome können Sie diese erkennen?

19.6 Thrombose und Embolie

Verschiedene Risikofaktoren begünstigen das Entstehen einer Thrombose.

Zu den drei Hauptursachen, auch Virchow Trias genannt, gehören:

- Verlangsamte Blutströmung durch z. B. Immobilität, Operationen, Schwangerschaft, Herzinsuffizienz etc.
- Gefäßwandschäden durch z. B. Verletzungen, Operationen, degenerative Veränderungen
- Erhöhte Gerinnungsneigung, z. B. bei hochgradigem Flüssigkeitsmangel (→ K125), Blutgerinnungsstörungen, Einnahme von hormonellen Kontrazeptiva („Pille“)

Eine lebensbedrohliche Komplikation der Thrombose ist die Lungenembolie. Deren Symptome sind:

- Husten
- Plötzlich einsetzende Atemnot
- Schnelle, flache Atmung
- Brustschmerzen
- Gestaute Halsvenen
- Herzrasen, Blutdruckabfall
- Schweißausbrüche und Zyanose, evtl. Schock

19 Herz-Kreislauf- und Blutsystem

19.7 Periphere arterielle Verschlusskrankheit (PAVK)

KB III

Bei der **peripheren arteriellen Verschlusskrankheit (PAVK)** handelt es sich um chronische Verengungen und Verschlüsse der Aorta oder der Arterien der Extremitäten (ca. 95 % der unteren Extremität).

Welche beeinflussbaren und nicht beeinflussbaren Risikofaktoren für die Entstehung einer PAVK gibt es?

19.7 Periphere arterielle Verschlusskrankheit (PAVK)

Beeinflussbare Risikofaktoren:

- Nikotinabusus
- Hypertonie
- Diabetes mellitus
- Fettstoffwechselstörungen
- Übergewicht
- Bewegungsmangel

Nicht beeinflussbare Risikofaktoren sind genetische Disposition, höheres Lebensalter und männliches Geschlecht.

19 Herz-Kreislauf- und Blutsystem

19.8 Chronisch venöse Insuffizienz (CVI)

Bei der **chronisch venösen Insuffizienz** handelt es sich um eine typische Kombination von Venen- und/oder Hautveränderungen bei länger bestehenden Krampfadern oder angeborenen Fehlbildungen der Venen oder Venenklappen.

Welche Symptome können auf eine CVI hinweisen?

19.8 Chronisch venöse Insuffizienz (CVI)

Mögliche Symptome einer chronisch venösen Insuffizienz

- Knöchelödem
- Schwere Beine
- Spannen im betroffenen Bein bei längerem Stehen oder Sitzen
- Nächtliche Wadenkrämpfe
- Schmerzen beim Gehen sind in fortgeschrittenen Stadien möglich

19 Herz-Kreislauf- und Blutsystem

19.9 Ulcus cruris

Beim **Ulcus cruris** *(Unterschenkelgeschwür)* handelt es sich um einen meist tiefen Substanzdefekt in vorgeschädigter Haut am Unterschenkel, der in 60–80 % venös bedingt ist.

Welche Symptome lassen ein venös bedingtes Ulcus cruris erkennen?

19.9 Ulcus cruris

Symptome des Ulcus cruris venosum

- Glänzende, dünne und leicht verletzbare Haut durch Verlust der Elastizität
- Braun-gelbe Hyperpigmentierung, lokale Gefäßerweiterungen an den Fußkanten
- Ödeme an Knöcheln und Unterschenkeln
- Haut und Beinmuskulatur bilden eine verhärtete, glänzende Einheit
- Verletzungsbedingte unregelmäßige, kleine Narben aufgrund der schlechten Wundheilung
- Nagelveränderungen

20 Atmungssystem

20.1 Lunge – Anatomie und Physiologie

Unser Atmungsorgan, die **Lunge,** setzt sich aus verschiedenen Segmenten zusammen, die wichtig sind, um Sauerstoff aufzunehmen, zu transportieren und Kohlendioxid abzugeben.

Welcher Referenzbereich gilt für die physiologische Atemfrequenz bei Erwachsenen?

Beschriften Sie die Abbildung.

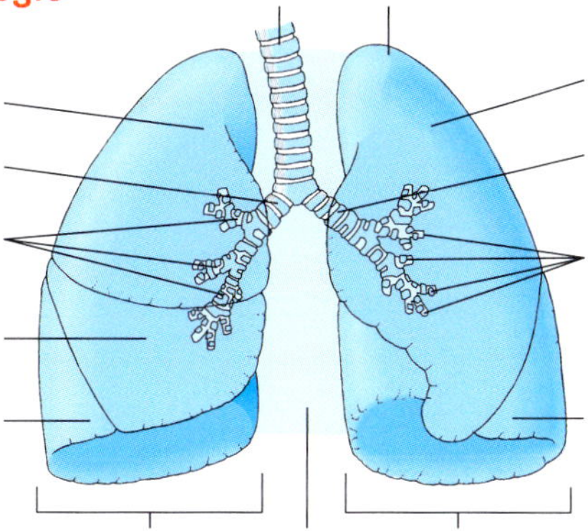

Abb. 20.1a Aufbau der Lunge. [L190]

20.1 Lunge – Anatomie und Physiologie

Physiologische Atemfrequenz bei Erwachsenen: 12–18 Atemzüge/Minute

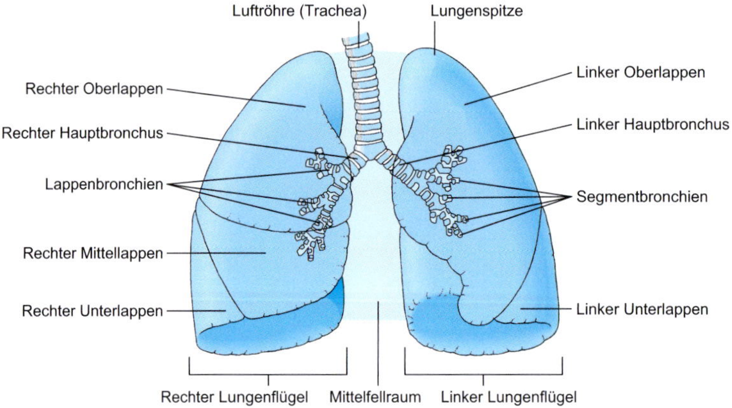

Abb. 20.1b Aufbau der Lunge. [L190]

20 Atmungssystem

20.2 Akute und chronische Bronchitis

Bei der **akuten Bronchitis** handelt es sich um eine Entzündung der Bronchien, die in ca. 90 % der Fälle viral verursacht ist. Sie ist vor allem bei Kindern eine häufige Erkrankung mit jahreszeitlichem Gipfel im Winter.
Eine **chronische Bronchitis** kann aus einer akuten entstehen oder ist oft durch langjähriges Rauchen bedingt.

Welche Pflegemaßnahmen führen Sie bei einer akuten Bronchitis durch?

Was sind die Merkmale einer chronischen Bronchitis?

20.2 Akute und chronische Bronchitis

Pflegemaßnahmen bei akuter Bronchitis

- Körperliche Schonung, ggf. Hilfestellung oder Übernahme der Alltagsaktivitäten (z. B. Körperpflege)
- Leichte, vitaminreiche Kost, Wunschkost anbieten
- Bei Fieber oder starker Verschleimung der Atemwege auf reichliche Flüssigkeitszufuhr achten, Pflege bei Fieber
- Bei trockenem, unproduktivem Husten zu einer Hustentechnik anleiten
- Bei Reizhusten Gabe von Antitussiva nach ärztlicher Anordnung
- Sekretlösende Maßnahmen (z. B. Anfeuchten der Raumluft, Inhalationen) durchführen
- Auf ausreichend Frischluft achten
- Beraten auf Nikotinkonsum zu verzichten

Merkmale chronischer Bronchitis

„Husten und Auswurf an den meisten Tagen von mindestens drei Monaten zweier aufeinanderfolgender Jahre“ (WHO-Definition). Allerdings kann die Bronchitis auch ohne Auswurf ablaufen.

20 Atmungssystem

20.3 Pneumonie

Bedingt durch Atemwegsinfekte, Immobilität, Allergene oder chemisch-physikalische Auslöser kann es zu einer **Pneumonie** *(Lungenentzündung)* kommen. Eine Komplikationsgefahr besteht für Menschen, die bereits an einer Herz- oder Lungenkrankheit leiden oder abwehrgeschwächt sind.

Welche typischen Symptome finden sich bei einer Pneumonie?

20.3 Pneumonie

Typische Entwicklung einer schweren Pneumonie innerhalb von 12–24 Stunden mit:

- Hohem Fieber, Schüttelfrost
- Husten; nach kurzer Zeit Abhusten von eitrigem, gelblich-grünem oder rötlich-braunem Sputum, Dyspnoe
- Flache Atmung mit Nasenflügeln (schnelle Bewegung der Nasenflügel)
- Schmerzen beim Atmen mit Schonatmung, ggf. Zyanose
- Rasselgeräusche

20 Atmungssystem

20.4 Asthma bronchiale

Beim **Asthma bronchiale** handelt es sich um eine chronische, entzündliche Erkrankung der Atemwege, wobei das Bronchialsystem überempfindlich reagiert und es zu Atemwegsobstruktionen kommen kann.

Wodurch kann ein Asthma bronchiale ausgelöst werden?

Beschriften Sie die Abbildung.

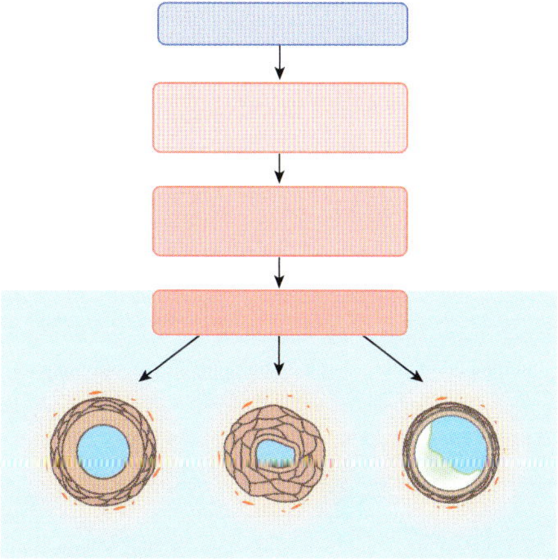

Abb. 20.2a Entstehung eines Asthma bronchiale. [L138]

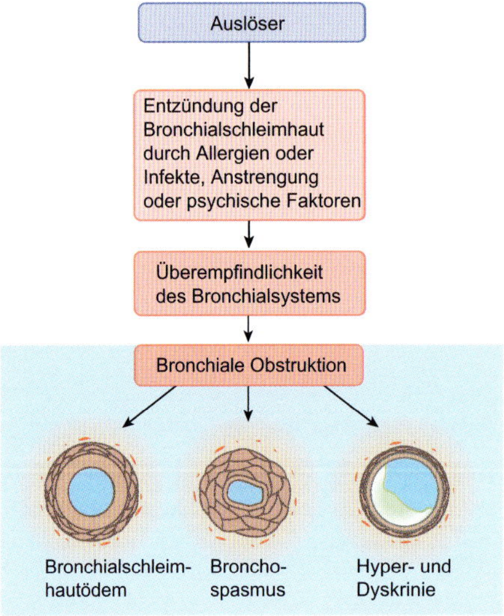

Abb. 20.2b Entstehung eines Asthma bronchiale. [L138]

20 Atmungssystem

20.5 Chronisch obstruktive Lungenkrankheit

KB III

Bedingt durch regelmäßiges, langjähriges Rauchen, andere Feinstaubbelastung oder genetische Veranlagung kann es zu einer chronisch-obstruktiven Bronchitis mit nachfolgendem Lungenemphysem kommen. Der Begriff COPD (**C**hronic **O**bstructive **P**ulmonary **D**isease = chronisch obstruktive Lungenerkrankung) ist der Sammelbegriff für beide Krankheitsbilder.

Was ist ein Lungenemphysem?

Auf welche Aspekte richten Sie als Pflegende Ihre Beobachtung?

20.5 Chronisch obstruktive Lungenkrankheit

Defintion Lungenemphysem

- Lungengewebe ist überbläht und verliert Elastizität
- Unwiderrufliche Zerstörung der Alveolen, die dann nicht mehr am Gasaustausch teilnehmen können
- Bildung großer Emphysemblasen

Pflegerische Beobachtungen

- Atmung (z.B. Frequenz, Geräusche), Husten und Sputum (z.B. auf Farbe, Menge)
- Hautfarbe (z.B. auf Zeichen einer Sauerstoffunterversorgung bei Zyanose [Blaufärbung])
- Puls, RR und Körpertemperatur (z.B. auf Zeichen einer Kreislaufschwäche oder Infektion)
- Ödembildung (als Zeichen von Komplikationen)
- Bewusstseinslage (z.B. auf Zeichen einer Minderversorgung des Gehirns mit Sauerstoff)

21 Abwehrsystem

21.1 Abwehrsystem – Anatomie und Physiologie

Die Aufgabe der körpereigenen **Abwehr** ist es, körperfremde Strukturen zu erkennen und zu zerstören. Sie besteht aus **Leukozyten** *(weißen Blutzellen)* für die zelluläre Abwehr, chemischen Substanzen für die humorale Abwehr und aus dem lymphatischen System.

Welche Bestandteile gehören zur unspezifischen und spezifischen Abwehr?

Welche Strukturen werden vom Abwehrsystem zerstört?

21.1 Abwehrsystem – Anatomie und Physiologie

	Unspezifische Abwehr	Spezifische Abwehr
Zellulär	• Makrophagen • Neutrophile Granulozyten • Natürliche Killerzellen	T-Lymphozyten (T-Zellen) • T-Helferzellen • Zytotoxische T-Zellen • Regulatorische T-Zellen • T-Zell-Gedächtnis
Humoral (nicht zellulär)	• Komplement • Zytokine • Lysozym	• Antikörper, produziert von aus B-Lymphozyten (B-Zellen) entstandenen Plasmazellen

Tab. 21.1 Bestandteile des Abwehrsystems.

Zerstörte Strukturen:

Vom Abwehrsystem werden körperfremde Strukturen markiert und zerstört:

- Bakterien
- Körpereigene Zellen, die durch einen Virus infiziert wurden
- Körpereigene Zellen, die sich zu einer bösartigen Tumorzelle umgewandelt haben

21 Abwehrsystem

21.2 Influenza

Die **Influenza** ist eine **Infektionskrankheit** im Atmungstrakt, die akut auftritt und durch Influenza-Viren ausgelöst wird. Es gibt unterschiedliche Influenza-Viren, die sich in ihrem Aufbau unterscheiden.

Welche Symptome sind typisch für eine Influenza?

21.2 Influenza

Typische Influenzasymptome

- Ein plötzlicher Krankheitsbeginn mit Fieber (> 38,5 °C), Frösteln
- Starkes Krankheitsgefühl
- Kopf-, Glieder- und Muskelschmerz
- Schnupfen
- Rachenentzündung mit Schluckbeschwerden
- Bronchitis mit Heiserkeit und trockenem Husten (→ K163)

21 Abwehrsystem

21.3 Corona-Virus

Coronaviren sind unter Säugetieren und Vögeln weit verbreitet. Sie verursachen beim Menschen vorwiegend milde Erkältungskrankheiten, können aber mitunter schwere Lungenentzündungen hervorrufen. Mittlerweile gibt es verschiedene Varianten, die schwere Krankheitsverläufe haben können.

Welche Symptome können bei COVID-19 auftreten?

21.3 Corona-Virus

Symptome bei COVID-19	Häufigkeit
Husten	42 %
Fieber	26 %
Schnupfen	31 %
Störung des Geruchs- und/oder Geschmackssinns	19 %
Pneumonie	1,0 %
Weitere Symptome: Halsschmerzen, Atemnot, Kopf- und Gliederschmerzen, Appetitlosigkeit, Gewichtsverlust, Übelkeit, Bauchschmerzen, Erbrechen, Durchfall, Konjunktivitis, Hautausschlag, Lymphknotenschwellung, Apathie, Somnolenz.	

Tab. 21.2 Symptome bei Covid-19.

Quelle:
RKI – Infektionskrankheiten A-Z – Epidemiologischer Steckbrief zu SARS-CoV-2 und COVID-19; (Stand: 30.6.22)

21 Abwehrsystem

21.4 Leukämie

Der Begriff **Leukämie** beschreibt eine sehr hohe Leukozytenzahl im Blut. Die Leukämie entsteht aus bösartig entarteten Stammzellen, die sich unkontrolliert vermehren und dabei funktionsuntaugliche Leukozyten produzieren. Gleichzeitig reifen nicht mehr genügend normale Blutzellen heran.

Welche Arten der Leukämie werden unterschieden?

21.4 Leukämie

Akute Leukämie	Chronische Leukämie
Schnell verlaufende Leukämien mit ungehemmter Vermehrung von Vorstufen der Leukozyten	Langsam verlaufende Leukämien
Akute myeloische Leukämie (AML): Hauptsächlich bei Erwachsenen	**Chronische myeloische Leukämie (CML):** Häufigkeitsgipfel bei 55–60 Jahren
Akute lymphatische Leukämie (ALL): Hauptsächlich bei Kindern	**Chronische lymphatische Leukämie (CLL):** Häufigste und am langsamsten verlaufende Leukämieform, v. a. bei älteren Menschen

Tab. 21.3 Unterscheidung von Leukämien.

21 Abwehrsystem

21.5 Norovirus

Durch eine Infektion mit dem **Norovirus** kommt es zu einer Entzündung im Gastrointestinaltrakt (Magen-Darm-Trakt; → K136). Diarrhoe *(Durchfall)* und Erbrechen sind die typischen Symptome. Diese Durchfallerkrankung ist hoch infektiös *(ansteckend)* und meldepflichtig (→ K63).

Wie gelangen die Noroviren in den menschlichen Körper und wie werden sie weiterverbreitet?

21.5 Norovirus

Übertragungswege und Verbreitung von Nororviren

- Über den Mund (oral) gelangen Noroviren z. B. mit infiziertem Wasser oder einem Lebensmittel in den Verdauungstrakt
- Sie lösen dort eine Entzündungsreaktion aus, die Symptome verursacht
- Infektiöse Viren werden mit dem Stuhl ausgeschieden oder erbrochen
- Durch Kontakt mit infektiösem Stuhl oder Erbrochenem kann das Virus somit wieder in einen Verdauungstrakt gelangen
- Dort wird eine erneute Infektion ausgelöst
- Übertragungsweg ist fäkal-oral (→ K75)

21 Abwehrsystem

21.6 Hepatitis A und B

Bei einer **Virushepatitis** handelt es sich um eine viral bedingte Leberentzündung. Unterteilt werden die Hepatitiden je nach ursächlichem Virus in die Typen A–E. Die Varianten haben unterschiedliche Übertragungswege, Inkubationszeiten und Neigungen zu Folgeerkrankungen. Meldepflichtig sind sowohl die Erkrankung als auch der Erregernachweis (→ K63).

Wie werden Hepatitis A und Hepatitis B übertragen?

21.6 Hepatitis A und B

Übertragungswege Hepatitis A

- Fäkal-orale Übertragung (→ K75)
- Typische Reiseerkrankung bei Ländern mit niedrigem Hygienestandard
- Übertragung häufig durch Nahrungsmittel (z. B. Meerestiere) oder Trinkwasser

Übertragungswege Hepatitis B

- Wird über Blut und Körperflüssigkeiten (Vaginalsekret, Sperma, Speichel) übertragen
- Hauptübertragungswege sind sexuelle Kontakte und Drogenkonsum mit verunreinigten Spritzen und Zubehör
- Nadelstichverletzungen, unsaubere Instrumente bei Tätowierungen/Piercings oder Maniküre/Pediküre oder Rasiermesser beim Barbier sind weitere Risiken
- Ansteckung des Babys durch die Mutter während der Geburt

21 Abwehrsystem

21.7 HIV und AIDS

Das **Humane Immundefizienz-Virus** (HIV) löst eine chronisch verlaufende Infektionskrankheit aus, die im Endstadium als erworbenes Immunmangel-Syndrom (**A**cquired **I**mmune **D**eficiency **S**yndrome, AIDS) bezeichnet wird. Die HI-Viren zerstören die körpereigene Abwehr.

Wie wird eine HIV-Infektion diagnostiziert?

21.7 HIV und AIDS

Diagnostik des HIV

- HI-Viren werden im Blut nachgewiesen
- HI-Virus ist nicht sofort nach der Übertragung nachweisbar, sondern erst 1–3 Monate nach der Übertragung
- Im Verlauf der Erkrankung werden weitere Blutuntersuchungen durchgeführt, um das Stadium der Erkrankung zu bestimmen

21 Abwehrsystem

21.8 Impfungen

Der Körper wehrt sich gegen das Eindringen körperfremder, schädigender Mikroorganismen. Er versucht, gegen diese Mikroorganismen immun zu werden. Dies geschieht, wenn der Körper sich mit Mikroorganismen im Rahmen von Infektionskrankheiten auseinandersetzt oder wenn der Organismus **durch eine Impfung sein Abwehrsystem entwickelt.**

Erklären Sie, was unter einer passiven und was unter einer aktiven Impfung zu verstehen ist.

21.8 Impfungen

Passive Immunisierung

- Dem Organismus werden Antikörper verabreicht
- Impfschutz besteht sofort
- Kurzfristiger Schutz, nur für 1–3 Monate

Aktive Immunisierung

- Abgeschwächte oder abgetötete Krankheitserreger oder Teile der Virus-Erbinformation werden verabreicht
- Organismus bildet Antikörper, ohne eine ernsthafte Erkrankung durchgemacht zu haben
- Impfschutz hält länger an, braucht aber teilweise Auffrischungen

22 Nervensystem

22.1 Nervensystem – Anatomie und Physiologie

Das **Nervensystem** ist ein komplexes System im menschlichen Körper. Es erhält über die Nerven Informationen von den sensorischen Organen, überträgt diese Informationen im Rückenmark und verarbeitet sie im Gehirn. Das Nervensystem lenkt unsere Körperreaktionen auf die Umwelt und regelt auch die meisten inneren Funktionen. Verschiedene Gehirnregionen übernehmen auch verschiedene Aufgaben in diesem Prozess.

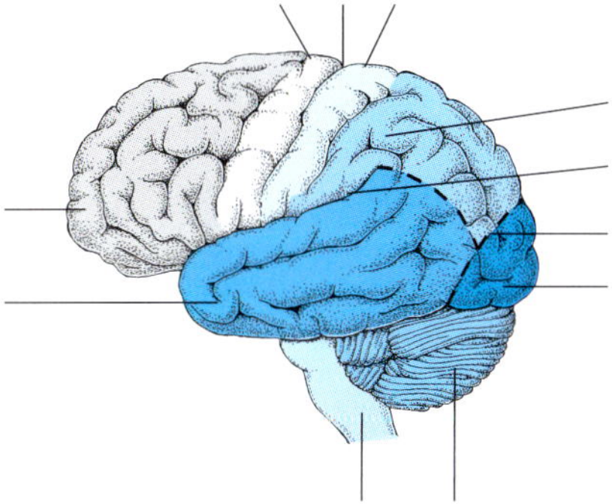

Abb. 22.1a Anatomie des Gehirns. [L190]

Wie funktioniert die Reizweiterleitung in den Nerven?

Beschriften Sie die Abbildung.

Reizweiterleitung in den Nervenzellen:

- Aufgenommene Informationen werden innerhalb einer Nervenzelle in Form von elektrischer Ladung weitergegeben
- Die Überleitung der Information an die nächste Nervenzelle geschieht auf chemischem Weg
- Eine Verbindung zwischen zwei Nervenzellen heißt Endknöpfchen oder Synapse und befindet sich am Ende der Nervenfaser *(Axon)*
- Die Synapse gibt die ankommende elektrische Information durch chemische Botenstoffe, die Neurotransmitter, an die nachfolgende Nervenzelle weiter
- Diese transportiert die Information dann wieder auf elektrischem Weg

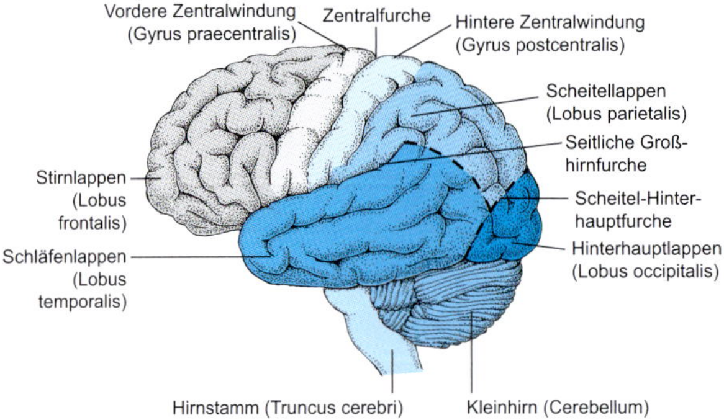

Abb. 22.1b Anatomie des Gehirns. [L190]

22 Nervensystem

22.2 Alzheimer-Demenz

Die **Alzheimer-Demenz** ist die häufigste **primär degenerative Demenz.** Die Ursache ist ungeklärt. Genetische Faktoren spielen ebenso eine Rolle wie Umweltfaktoren, z. B. geistige und körperliche Aktivität. Insgesamt wird die Prognose als schlecht bezeichnet.

Welche Konzepte können bei an Demenz Erkrankten angewandt werden?

22.2 Alzheimer-Demenz

Konzepte zur Anwendung bei Demenz Erkrankten

Beispielsweise:

- Personenzentrierter Ansatz im Umgang mit dementen Menschen nach Tom Kitwood
- Psychobiografisches Pflegemodell nach Erwin Böhm
- Erinnerungspflege und Biografiearbeit (→ K48)
- Validation nach Naomi Feil und Integrative Validation nach Nicole Richards
- Zehn-Minuten-Aktivierung
- Erlebensorientierte Pflege – mäeutischer Ansatz
- Tagesstrukturierung

22 Nervensystem

22.3 Vaskuläre Demenz

Vaskuläre Demenzen sind auf Gefäßerkrankungen zurückzuführen (*vaskulär* = die Gefäße betreffend). Die Prognose hängt von der Durchblutungssituation des Gehirns ab und somit muss nicht zwangsläufig mit einem Fortschreiten der Erkrankung gerechnet werden.

Wie kann die vaskuläre Demenz entstehen?

22.3 Vaskuläre Demenz

Ursachen der Entstehung einer vaskulären Demenz

- Eine **Multiinfarkt-Demenz** ist Folge vieler kleiner Schlaganfälle (→ K178)
- Auch **strategische Infarkte** an besonders wichtigen Stellen können eine Demenz verursachen
- Aufgrund von Erkrankung und Schädigung der kleinen Hirngefäße (= Mikroangiopathien), z. B. durch langjährigen Bluthochdruck, kann es zu weiteren arteriosklerotischen Veränderungen (z. B. zur subkortikalen arteriosklerotischen Enzephalopathie) kommen.

22 Nervensystem

22.4 Schlaganfall

Bei einem **Schlaganfall** *(Apoplex, Hirninsult, Hirnschlag)* kommt es zu einer Minderdurchblutung und Schädigung des Gehirns. Dies kann Folge eines ischämischen Infarktes oder einer Hirnblutung sein. In beiden Fällen treten neurologische Ausfälle, wie z. B. Lähmungen, Sensibilitätsstörungen und Bewusstseinseintrübung auf.

Welche Risikofaktoren für die Entstehung eines Schlaganfalls gibt es?

22.4 Schlaganfall

Risikofaktoren für die Entstehung eines Schlaganfalls

- Arterielle Hypertonie (→ K154)
- Vorhofflimmern
- Diabetes mellitus (→ K148)
- Rauchen
- Fettstoffwechselstörungen
- Bei Frauen Ovulationshemmer („Pille“)

22 Nervensystem

22.5 Umgang mit zu pflegenden Menschen mit Halbseitenlähmung

KB I

Nach einer Hirnschädigung mit einer **Halbseitenlähmung** *(Hemiplegie)* können der normale Haltungstonus und die Sensorik gestört sein. Um auf die pathologische Haltung und Bewegung eines zu pflegenden Menschen mit Hirnschädigungen einwirken zu können, ist es wichtig, die gesunde und normale Bewegung und deren Einflussfaktoren zu kennen. Ein Konzept, das sich damit befasst und welches bei zu pflegenden Menschen mit Hemiplegie angewandt werden kann, ist das **Bobath-Konzept.**

Was soll mit dem Bobath-Konzept erreicht werden und bei welchen zu pflegenden Menschen kann es angewandt werden?

22.5 Umgang mit zu pflegenden Menschen mit Halbseitenlähmung

Ziele des Bobath-Konzepts:

- Förderung der therapeutisch-aktivierenden Pflege
- Förderung der Selbstständigkeit des zu pflegenden Menschen
- Unterstützung der physiologischen Bewegungsabläufe
- Aktivierung vorhandener, aber nicht genutzter Nervenzellverbindungen *(Synapsen)*
- Ausbildung eines neuronalen Netzes fördern

Anwendung bei zu pflegenden Menschen mit:

- Schlaganfall (→ K178) und Hirnblutungen
- Hypoxischer Hirnschädigung
- Schädel-Hirn-Trauma
- Degenerativen Hirnerkrankungen
- Multipler Sklerose (→ K180)
- Schädigungen des Rückenmarks
- Erkrankungen des peripheren Nervensystems

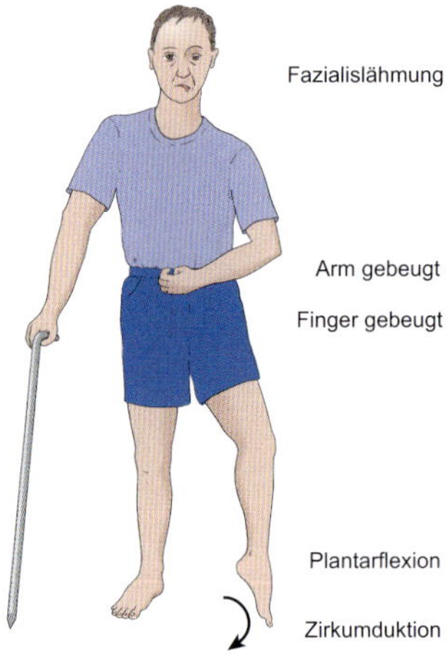

Abb. 22.2 Körperhaltung bei Halbseitenlähmung nach Schlaganfall. [L126]

22 Nervensystem

22.6 Multiple Sklerose

Die **multiple Sklerose** (MS) ist eine chronisch-entzündliche Erkrankung des zentralen Nervensystems. Sie führt zur herdförmigen Zerstörung der Markscheiden und zählt daher zu den **demyelinisierenden Erkrankungen.** Die Erkrankung beginnt vor allem zwischen dem 20. und 40. Lebensjahr, wobei Frauen häufiger betroffen sind als Männer.

Welche Symptome können auf eine MS hinweisen?

22.6 Multiple Sklerose

Mögliche Symptome der multiplen Sklerose

- Erstsymptom ist oft eine einseitige Sehnervenentzündung (verschwommenes Sehen, Augenmuskellähmungen, Nystagmus *[Augenzittern]*, Doppelbilder)
- Sensibilitätsstörungen und Missempfindungen in den Extremitäten (Kribbeln, Taubheitsgefühl)
- Motorische Störungen und Koordinationsstörungen, vor allem spastische Lähmungen der Extremitäten und/oder Tremor
- Kleinhirnsymptome, besonders Sprechstörungen
- Schluckstörungen
- Psychische Störungen, sowohl durch die Erkrankung selbst als auch reaktiv (Depressionen; → K185)
- Blasen-Darm-Störungen durch Rückenmarkbeteiligung
- Schmerzhafte Nervenentzündungen im Gesicht *(N. trigeminus)*
- Verhaltensstörungen (Stimmungsschwankungen)
- Charakteristisch ist eine Verschlechterung bei Anstieg der Körpertemperatur (Sonne, Sauna, Fieber)
- Starke körperliche und psychische Erschöpfung/Ermüdbarkeit *(Fatigue)*

22 Nervensystem

22.7 Umgang mit zu pflegenden Menschen mit multipler Sklerose

Die Pflege bei MS ist dem individuellen Verlauf jedes zu pflegenden Menschen anzupassen. Grundsätzliche Ziele sind es, die **Selbstständigkeit zu erhalten und zu fördern** sowie Komplikationen zu vermeiden. Es wird eine aktivierende Pflege durchgeführt, die sich an den Möglichkeiten und der Belastbarkeit des zu pflegenden Menschen orientiert.

Welche pflegerischen und therapeutischen Maßnahmen sowie Konzepte können bei zu pflegenden Menschen mit MS angewandt werden?

22.7 Umgang mit zu pflegenden Menschen mit multipler Sklerose

Anwendung pflegerischer und therapeutischer Maßnahmen bei MS

- Physio- und ergotherapeutische Übungen
- Maßnahmen zur Sturzprophylaxe (→ K113)
- Positionierung und Mobilisation nach dem Bobath-Konzept (→ K179)
- Durchführung logopädischer Übungen bei Sprachstörung
- Therapeutisch aktivierende Pflege (→ K39)
- Sorgfältige Hygiene, besonders bei immunsupprimierender Medikation
- Individuelle Lösungssuche bei Einschränkungen der Blasenfunktion
- Unterstützung bei der Krankheitsverarbeitung

22 Nervensystem

22.8 Morbus Parkinson

Das **Parkinson-Syndrom** besteht aus einem Symptomkomplex aus Bradykinese/Akinese *(Bewegungsarmut)* und Rigor, Ruhetremor und/oder Haltungsinstabilität. Männer sind häufiger betroffen als Frauen. Beim unklaren idiopathischen Parkinson-Syndrom besteht eine fast normale Lebenserwartung, jedoch meist mit langsam zunehmender Pflegebedürftigkeit.

Wie kann ein Morbus Parkinson entstehen?

Beschreiben Sie die typische Körperhaltung anhand der Abbildung.

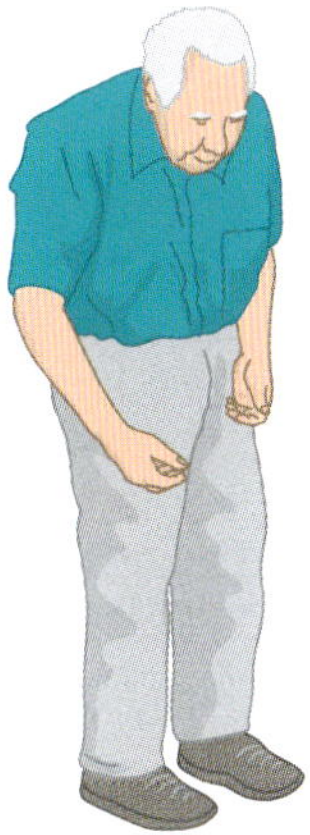

Abb. 22.3 Körperhaltung bei Morbus Parkinson. [L138]

22.8 Morbus Parkinson

Entstehung des M. Parkinson

- Beim **idiopathischen Parkinson-Syndrom** (Morbus Parkinson) kommt es zu einem Untergang dopaminproduzierender Zellen im Mittelhirn
- Beim **symptomatischen** (sekundären) Parkinson-Syndrom entwickelt sich die Symptomatik z. B. aufgrund von Erkrankungen der Hirngefäße, wiederholten Kopftraumen oder Einnahme bestimmter Arzneimittel
- Parkinson-Syndrome können auch auftreten, wenn andere degenerative Erkrankungen des zentralen Nervensystems vorliegen, z. B. bei Multisystematrophien oder Lewy-Körperchen-Demenz
- Genetisch bedingte Parkinson-Syndrome sind selten

Typische Körperhaltung

- Gebeugte Haltung
- Leichte Beugung in Hüfte und Knie
- Leichte Beugung in Ellenbogen und Handgelenk
- Arme schwingen nicht mit
- Schlurfender Gang, kurze Schritte

22 Nervensystem

22.9 Umgang mit zu pflegenden Menschen mit Morbus Parkinson

Beim Umgang mit zu pflegenden Menschen, die an **Morbus Parkinson** leiden, gelten grundsätzliche Ziele der therapeutisch aktivierenden Pflege: Die Selbstständigkeit soll bestmöglich erhalten und Komplikationen vermieden werden.

Welche pflegerischen Prinzipien können bei zu pflegenden Menschen mit Morbus Parkinson angewandt werden?

22.9 Umgang mit zu pflegenden Menschen mit Morbus Parkinson

Pflegerische Prinzipien bei der Pflege von Menschen mit M. Parkinson

- Bei ATL nur so viel wie nötig abnehmen und unterstützen (→ K39)
- Regelmäßige Physiotherapie organisieren, darüber hinaus ist aber auch tägliches selbstständiges Üben des zu pflegenden Menschen nötig
- Bewegungsablauf mit dem zu pflegenden Menschen durchsprechen
- Bei Bewegungsblockade den zu pflegenden Menschen den Bewegungsablauf mitsprechen lassen
- Kein (Zeit-)Druck, schwankende Leistungsfähigkeit berücksichtigen
- Ruhepausen einlegen
- Training der Kommunikation (Schreiben, Sprechen)
- Regelmäßige Atemübungen durchführen
- Stimmungsschwankungen und depressive Verstimmung durch Gespräche auffangen (→ K71)
- Angehörige in die Pflege miteinbeziehen (→ K72)

22 Nervensystem

22.10 Bewusstseinsveränderungen und Störungen

Das **Bewusstsein** wird definiert als die Gesamtheit alles psychisch Erlebbaren. Bewusstsein bezeichnet auch das Wissen um sich selbst und die Umwelt. Bei einer Bewusstseinsstörung ist diese Gesamtheit gestört.

In welche Schweregrade werden quantitative Bewusstseinsstörungen eingeteilt?

Welche drei Kategorien werden im Rahmen der Glasgow-Koma-Skala zur Einschätzung der Bewusstseinslage ausgewertet?

22.10 Bewusstseinsveränderungen und Störungen

Wachheitsgrade zur Einteilung von quantitativen Bewusstseinsstörungen

- **Benommenheit:** Leichteste Form der Bewusstseinsstörung mit verlangsamtem Denken und Handeln
- **Somnolenz:** Abnorme Schläfrigkeit; die Betroffenen sind kurze Zeit erweckbar
- **Sopor/Stupor:** Schlafähnlicher Zustand; die Betroffenen sind durch Ansprache nicht mehr erweckbar
- **Koma:** Bewusstlosigkeit; die Betroffenen sind nicht mehr erweckbar

Glasgow-Koma-Skala (GCS) Kategorien

- Augen öffnen
- Beste verbale Reaktion
- Beste motorische Reaktion

23 Psyche

23.1 Depression und Suizid

KB III

Eine **Depression** ist eine affektive Störung mit krankhaft niedergedrückter Stimmung, die mit einer Vielzahl psychischer (z. B. häufiges Weinen, Grübeln, innere Leere, verminderter Antrieb), psychosozialer (z. B. Unfähigkeit, das Sozialleben zu gestalten) und körperlicher Symptome (z. B. psychosomatische Magenschmerzen) einhergehen kann. Bei der Depression handelt es sich um eine häufige Erkrankung.
Menschen mit Depressionen können Suizidgedanken entwickeln. Beim **Suizid** handelt es sich um eine absichtliche Selbsttötung.

Beschreiben Sie das Dreieck der Depression.

Wer ist besonders suizidgefährdet?

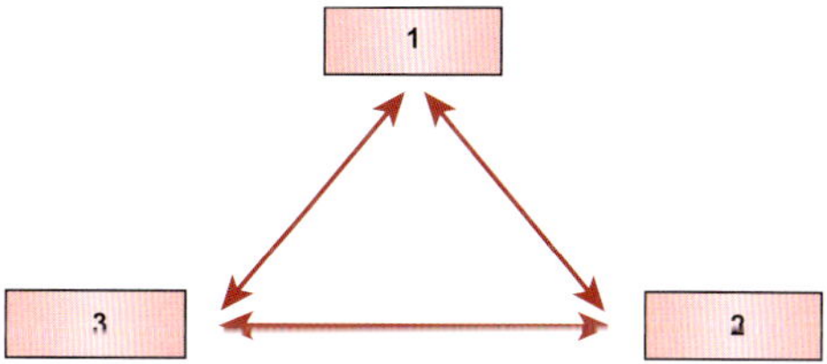

Abb. 23.1a Dreieck der Depression. [L143]

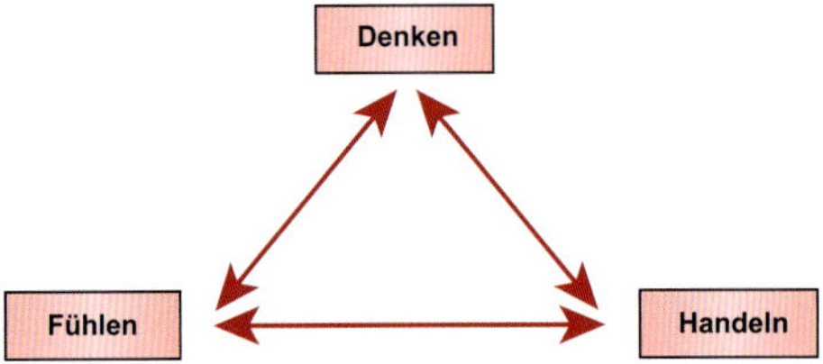

Abb. 23.1b Das Dreieck der Depression zeigt, wie sich Gedanken, Gefühle und Verhaltensweisen gegenseitig beeinflussen und kann Aufschlüsse über die notwendigen Therapieansätze geben. [L143]

Personen mit einem erhöhten Suizid-Risiko:

- Menschen mit psychischen Krankheiten, Menschen mit Abhängigkeitserkrankungen
- Jugendliche, besonders während der Ablösung vom Elternhaus
- Sehr alte Menschen
- Geflüchtete und politisch Verfolgte
- Menschen mit Mangel an engen Beziehungen
- Menschen, die mit einem Suizid gedroht oder einen Suizidversuch unternommen haben
- Menschen mit einer chronischen oder unheilbaren Krankheit
- Menschen während kritischer Lebensereignisse/Lebenskrisen
- Professionell Helfende

23 Psyche

23.2 Psychosen

KB III

Bei dem Begriff **Psychose** handelt es sich um eine Gruppe von schweren psychischen Störungen, bei denen die Betroffenen die Realität verändert wahrnehmen, erleben und verarbeiten.

Welche Symptome können bei Psychosen auftreten?

23.2 Psychosen

Mögliche Symptome einer Psychose

- Halluzinationen, z. B. akustische, Geruchs-, Geschmacks-, Tast- und optische Halluzinationen
- Wahnvorstellungen (Verfolgungswahn, Beziehungswahn)
- Schwerwiegende Denkstörungen (Verlangsamung des Denkens)
- Affektive Störungen (Manie, Depressionen, bipolare Störung)
- Ich-Störungen

23 Psyche

23.3 Angststörungen

Bei einer **Angststörung** handelt es sich um eine psychische Erkrankung, wobei das vorherrschende Symptom „Angst" ist. Dabei können die **generalisierte Angststörung, Phobien und Panikstörungen** unterschieden werden, die unterschiedliche Symptome und Zeitdimensionen haben.

Beschriften Sie die nachfolgende Tabelle.

Störung	Merkmal/Symptome
Generalisierte Angststörung	
Phobien	
Panikstörungen	

Tab. 23.1a Angststörungen.

23.3 Angststörungen

Störung	Merkmal/Symptome
Generalisierte Angststörung	• Betroffene sind seit Jahren wegen vielen Situation ängstlich • Erwarten unbegründet Schlimmes und Katastrophen (z. B. Unfälle, schwere Erkrankungen usw. bei sich und anderen) • Frauen sind öfter betroffen als Männer • Es können sich z. B. motorische Anspannung und vegetative Symptome (z. B. Herzrasen, Hyper- oder Hypotonie) zeigen
Phobien	• Betroffene haben unbegründete Angst vor bestimmten Situationen oder bei der Ansicht verschiedener Gegenstände und Tiere • Wissen, dass die Angst „unsinnig" ist, können aber trotzdem nicht anders handeln • Leben in Erwartungsangst, falls angstmachende Situationen auftreten
Panikstörungen	• Zustand plötzlicher extremer Angst von kurzer Dauer • Oft somatische Beschwerden (Herzrasen, Schweißausbrüche, Zittern, Schwindel, Engegefühl in der Brust, Kribbeln in Armen und Beinen, Übelkeit, Benommenheit) • Keine Konkretisierung der auslösenden Situation möglich

Tab. 23.1b Angststörungen.

24 Harnsystem

24.1 Harnsystem – Anatomie und Physiologie

Das Harnsystem besteht aus vielen einzelnen Organabschnitten. Es ist für die **Filterung und Ausscheidung** verschiedener Stoffe und die **Regulation des Flüssigkeits- und Salzhaushalts** zuständig. Funktioniert ein Organabschnitt nicht physiologisch, kann es in der gesamten Urinbildung und Urinausscheidung zu Störungen und Einschränkungen kommen.

Welche Bestandteile befinden sich in gesundem Urin?

Beschriften Sie die Abbildung.

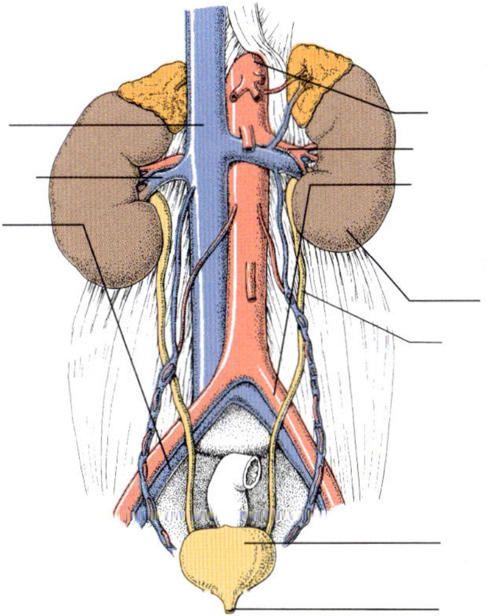

Abb. 24.1a Harnsystem. [A400]

24.1 Harnsystem – Anatomie und Physiologie

Bestandteile im gesunden Urin:

- 98 % Wasser
- Harnstoff
- Kreatinin
- Harnsäure
- Ionen
- Phosphat

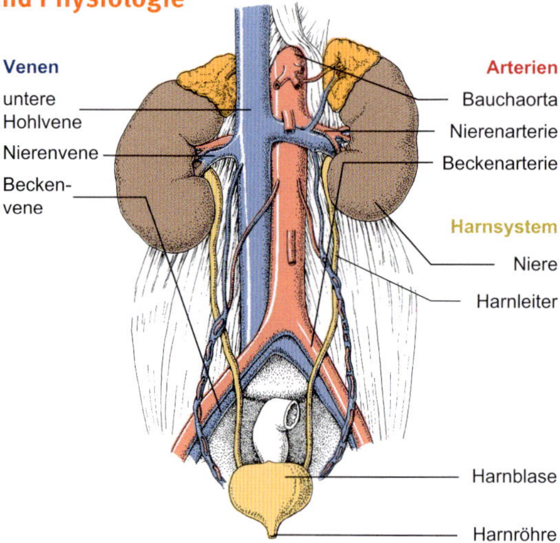

Abb. 24.1b Harnsystem. [A400]

24 Harnsystem

24.2 Harnwegsinfektionen

Eine **Harnwegsinfektion** *(Harnwegsinfekt,* kurz *HWI)* ist eine meistens bakteriell, selten viral oder parasitär verursachte Entzündung der ableitenden Harnwege.
Urethritis: Akute Harnröhrenentzündung. Meist durch aufsteigende Keime verursacht.
Zystitis: Harnblasenentzündung. Entzündung der Blasenschleimhaut, in schweren Fällen auch der gesamten Blasenwand.

Welche Symptome weisen auf einen Harnwegsinfekt hin und welche Ursachen sind bekannt?

24.2 Harnwegsinfektionen

Symptome eines Harnwegsinfektes

- Häufiger Harndrang *(Pollakisurie)* etwa alle 10–20 Minuten mit jeweils nur geringer Urinmenge
- Schmerzen oder Brennen beim Wasserlassen *(Dysurie)*
- Eventuell (krampfartige) Schmerzen oberhalb des Schambeins *(Tenesmen)*
- Gegebenenfalls trüber Urin *(Pyurie)* oder streng riechender Urin
- Druckschmerz in der Blasenregion (meist unauffällig)

Ursachen eines Harnwegsinfektes

- Verminderte Urinausscheidung
- Mangelnde Intimhygiene
- Katheterisierung
- Harnabflussstörungen

24 Harnsystem

24.3 Beurteilung von Harn

KB I III

Die **Beobachtung des Urins** ist eine wichtige Aufgabe Pflegender, da Urin Informationen zu verschiedenen Erkrankungen und körperlichen Zuständen geben kann. Eine pathologische Veränderung des Urins muss an die zuständige Pflegefachkraft weitergeleitet werden.

Welche Kriterien bei der Beobachtung von Urin kennen Sie?

Kriterien der Urinbeobachtung

- Miktion selbst auf Ablauf (z. B. stockend, tröpfchenweise), Zeit (z. B. lang bis Miktion beginnt) oder Schmerzen und Brennen
- Miktionshäufigkeit
- Urinmenge
- Urinfarbe und -transparenz
- Uringeruch

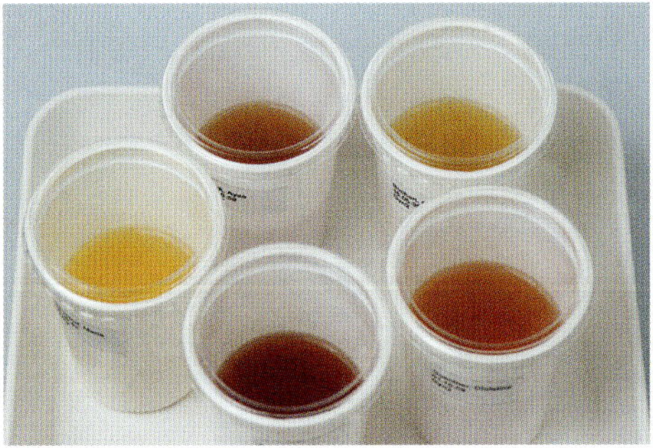

Abb. 24.2 Verschiedene Beimengungen verleihen dem Urin charakteristische Färbungen. Dies kann ein Zeichen einer Krankheit sein. [K115]

25 Männliche Geschlechtsorgane

25.1 Männliche Geschlechtsorgane – Anatomie und Physiologie

KB III

Die **männlichen Geschlechtsorgane** werden in innere Geschlechtsorgane (Prostata, Hoden, Nebenhoden, Samenleiter, Harn-Samen-Röhre) und äußere Geschlechtsorgane (sichtbare Anteile Hodensack, Penis, Mündung der Harn-Samen-Röhre) unterteilt.

Beschriften Sie die Abbildung.

Welche Funktion haben die Hoden?

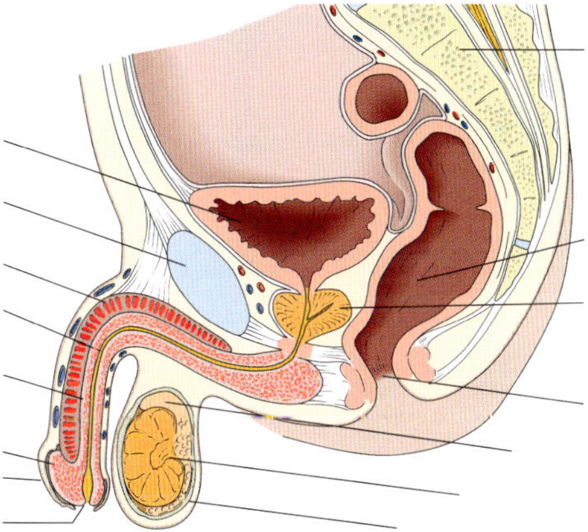

Abb. 25.1a Männliche Geschlechtsorgane. [L190]

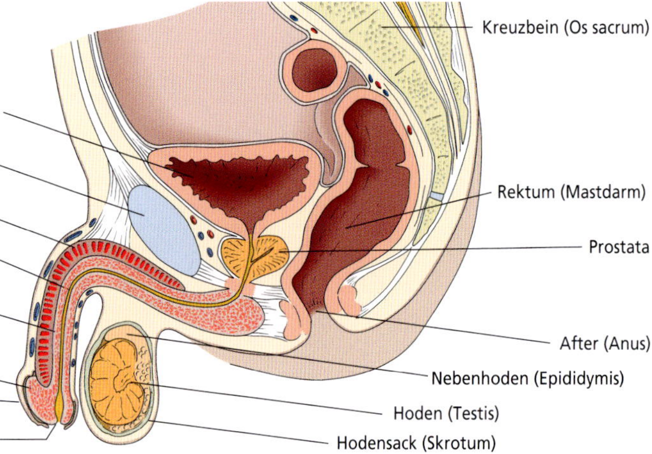

Abb. 25.1b Männliche Geschlechtsorgane [L190]

Funktion der Hoden:

- Bildung von Spermien
- Produktion des Geschlechtshormons Testosteron

25 Männliche Geschlechtsorgane

25.2 Prostatahyperplasie

KB III

Die gutartige **Prostatavergrößerung** *(benigne Prostatahyperplasie)* ist eine Zunahme von verschiedenen Geweben in der harnröhrennahen Prostata. Die ursprünglich kastaniengroße Prostata kann so das Fünffache an Größe erreichen und dann faustgroß sein. Bei der malignen Prostatahyperplasie entwickelt sich ein bösartiger Tumor.

Welche Funktion hat die Prostata?

Welche Stadien der Prostatahyperplasie gibt es?

25.2 Prostatahyperplasie

Funktionen der Prostata:

- Stütze der Harnblase
- Funktion bei der Kontinenz, da sie am Verschluss des inneren Harnröhren-Schließmuskels beteiligt ist
- Bildung des Prostatasekrets

Stadium I: Reizstadium

- Abgeschwächter Harnstrahl und Harnfluss
- Verzögerter Miktionsbeginn
- Vermehrter Harndrang, auch nächtliches Urinieren
- Spätes Nachträufeln von Urin

Stadium II: Restharnstadium

Wie Stadium I, zusätzlich:

- Starker, plötzlicher Harndrang
- Bildung von Restharn
- Häufige Harnwegsinfekte

Stadium III: Dekompensationsstadium

- Harnverhalt
- Überlaufblase
- Harnrückstau
- Nierenfunktionsstörungen

25 Männliche Geschlechtsorgane

25.3 Prostata-Karzinom

Das **Prostata-Karzinom** ist eine bösartige Erkrankung bei Männern. Es macht unter den Krebserkrankungen in Deutschland ca. 23 % aus und die Häufigkeit steigt mit dem Alter. Eine Heilung ist in frühen Stadien möglich. Hierzu ist eine regelmäßige Vorsorgeuntersuchung notwendig.

Welche postoperativen pflegerischen Maßnahmen sind bei zu pflegenden Menschen mit einem Prostata-Karzinom durchzuführen?

25.3 Prostata-Karzinom

Postoperative Pflegemaßnahmen bei Menschen mit Prostata-Karzinom

- Pflegestandard nach urologischen Operationen durchführen
- Frühmobilisation durchführen
- Pflege des Blasenverweilkatheters (Spülkatheter)
- Inkontinenzversorgung/Kontinenztraining
- Obstipationsprophylaxe (→ K117) durchführen
- Regelmäßige Bewegung unterstützen
- Schweres Heben und Fahrradfahren erst nach ca. acht Wochen mit langsam steigender Belastung erlauben
- Aufrechtes Sitzen ermöglichen

25 Männliche Geschlechtsorgane

25.4 Paraphimose

KB III

Wenn die **zu enge Vorhaut** über die Eichel in die Penisfurche verschoben wird und sich nicht wieder zurückschieben lässt, entsteht eine **Paraphimose.** Die Vorhaut und die Penisspitze schwellen an, sodass der Durchfluss von Ausscheidungen behindert ist und Blutgefäße abgeschnürt sind. Bei der Paraphimose handelt es sich um einen urologischen **Notfall.**

Unterscheiden Sie zwei Arten der Beschneidung.

Auf was müssen Sie pflegerisch nach einer Beschneidung achten?

25.4 Paraphimose

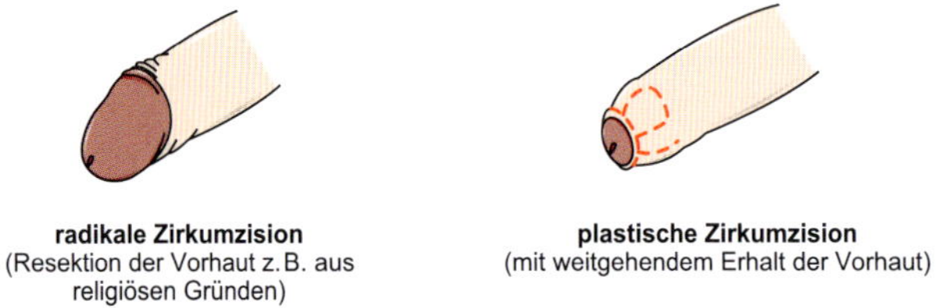

Abb. 25.2 Zirkumzision. Die radikale und die plastische Zirkumzision (Beschneidung beim Mann). [L141]

Postoperative Versorgung nach Zirkumzision:
- Auf Nachblutungen achten
- Der zu pflegende Mensch sollte urinieren können
- Auf Schmerzen achten
- Evtl. Panthenol-Salbenverband anlegen
- Bei Auffälligkeiten Arzt informieren

25 Männliche Geschlechtsorgane

25.5 Hodentorsion

KB III

Bei der Hodenverdrehung oder **Hodentorsion** handelt es ich um eine mehrfache Drehung eines oder beider Hoden und Nebenhoden. Sie tritt überwiegend bei Kleinkindern und Jugendlichen auf. Das wichtigste Symptom sind die starken Schmerzen im Hodenbereich. Eine Hodentorsion oder der Verdacht darauf sind als Notfall zu behandeln.

Was können Gründe für eine Hodentorsion sein?

Welche Symptome und Folgen können auftreten?

25.5 Hodentorsion

Gründe für eine Hodentorsion:

Bei Kleinkindern: Hoden ist nicht ausreichend am Hodensack fixiert und dreht sich deshalb

Bei Jugendlichen: Oft nach sportlichen Aktivitäten mit abnormer Beweglichkeit der Hoden und Nebenhoden

Symptome der Hodentorsion:

- Plötzlich auftretende, sehr starke Schmerzen im Bereich des Hodens
- Schmerzen werden oft von Übelkeit und Erbrechen begleitet
- Schwellung des betroffenen Hodens und Hodenhochstand

Folgen der Torsion:

- Venöser Rückfluss wird durch Drehung abgeschnürt und unterbunden
- Anschwellung des Hodens durch Blut- und Lymphstau
- Arterielle Versorgung wird dadurch eingeschränkt
- Akuter Sauerstoffmangel im Hoden
- Gewebe stirbt innerhalb von fünf bis sechs Stunden ab

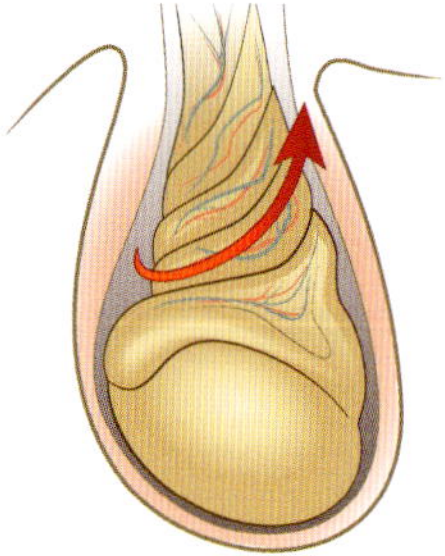

Abb. 25.3 Hodentorsion. [L255]

26 Weibliche Geschlechtsorgane

26.1 Weibliche Geschlechtsorgane – Anatomie und Physiologie

KB III

Weibliche Geschlechtsorgane werden in **äußere und innere Geschlechtsorgane** eingeteilt. Die äußeren Geschlechtsorgane werden auch als **Vulva** bezeichnet. Alle an der Fortpflanzung beteiligten Organe werden als primäre Geschlechtsmerkmale bezeichnet. Die sekundären Geschlechtsmerkmale entwickeln sich erst während der Pubertät.

Welche Organe gehören zu den äußeren und welche zu den inneren Geschlechtsorganen?

Was passiert bei der Menstruation und in der Proliferationsphase (Aufbauphase)?

26.1 Weibliche Geschlechtsorgane – Anatomie und Physiologie

Äußere und innere Geschlechtsorgane

- Äußere Geschlechtsorgane (= Vulva): Venushügel *(Mons pubis)*, große und kleine Schamlippen *(Labia majora* und *minora pudendi)*, Kitzler *(Klitoris)*, Scheidenvorhof *(Vestibulum vaginae)*
- Innere Geschlechtsorgane: Scheide *(Vagina)*, Gebärmutter *(Uterus)*, Eileiter *(Tuben)*, Eierstöcke *(Ovarien)*. Tuben und Ovarien sind gemeinsam von Bindegewebe umhüllt und werden zusammen Adnexe genannt

Menstruation und Proliferationsphase

1. Menstruation (1. bis 4.Tag): **Funktionalis** *(oberste Schicht des Endometriums)* wird abgestoßen
2. Proliferationsphase (5. bis 14. Tag): Ausschüttung von Östrogenen, Funktionalis wird aufgebaut, sprungreifer Follikel entwickelt sich

26 Weibliche Geschlechtsorgane

26.2 Brustkrebs

KB III V

Der **Brustkrebs** *(Mammakarzinom)* ist mit 30,5 % aller Tumore der häufigste bösartige Tumor bei Frauen. In Deutschland treten knapp 70.000 Neuerkrankungen jährlich auf. Das Leitsymptom ist ein „Knoten in der Brust".

Welche Faktoren können Einfluss auf die Entstehung von Brustkrebs haben?

26.2 Brustkrebs

Einflussfaktoren die auf die Brustkrebsentstehung wirken

- Genetische Disposition
- Ein schon aufgetretenes Mammakarzinom der anderen Brust
- Mammakarzinom bei engen Verwandten, z. B. der Mutter
- Krebserkrankungen der Gebärmutter, der Eierstöcke oder des Darms
- Erhebliche Adipositas
- Erste Menstruation vor dem 12. Lebensjahr
- Erste Schwangerschaft nach dem 35. Lebensjahr
- Wechseljahre nach dem 50. Lebensjahr
- Kinderlosigkeit
- Rauchen und gesteigerter Alkoholkonsum

26 Weibliche Geschlechtsorgane

26.3 Gebärmutterhalskrebs

Beim **Gebärmutterhalskrebs** oder Zervixkarzinom handelt es sich um ein Karzinom des Gebärmutterhalses. Es entwickelt sich über Vorstadien. Die Häufigkeit konnte durch Früherkennungsuntersuchungen in Deutschland auf 1,5 % bei Neuerkrankungen gesenkt werden.

Wie kann einem Gebärmutterhalskrebs vorgebeugt werden?

An welcher Stelle befindet sich das Zervixkarzinom auf der nebenstehenden Abbildung?

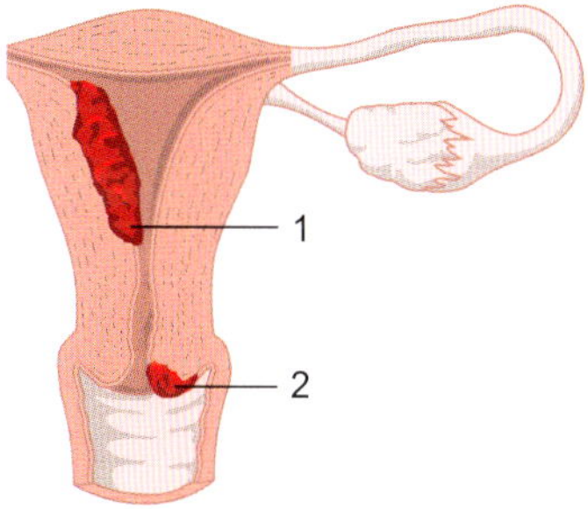

Abb. 26.1 Typische Lokalisation von Zervixkarzinom und Endometriumkarzinom. [L138]

26.3 Gebärmutterhalskrebs

Zervixkarzinom-Prävention

- Impfung gegen HPV (Humanes Papillom-Virus) vor der ersten sexuellen Aktivität verabreichen
- Frauen von 20 bis 34 Jahren erhalten Informationsschreiben zur Gebärmutterhals-Früherkennung von der (gesetzlichen) Krankenkasse und die Einladung zur Untersuchung (wird alle 5 Jahre erneuert): jährlicher zytologischer Abstrich
- Ab 35 Jahren: Wie bei 20–34-Jährigen, allerdings nur 3-jährlich Anspruch auf Kombinations-Abstrich (Muttermund und HPV-Abstrich)
- Verwendung von Kondomen beim Geschlechtsverkehr
- Rauchen unterlassen

Quelle: https://www.bundesgesundheitsministerium.de/themen/praevention/frueherkennung-vorsorge/frueherkennung-von-gebaermutterhalskrebs.html (Stand: 06.05.22)

Abbildung:
2 zeigt das Zervixkarzinom.

26 Weibliche Geschlechtsorgane

26.4 Brustentzündung im Wochenbett

KB III
I

Die **Brustentzündung** *(Mastitits puerpalis)* ist eine der häufigsten Wochenbettkomplikationen, die vor allem bei Erstgebärenden auftritt. In den meisten Fällen handelt es sich um eine bakterielle Entzündung (mit Staphylococcus aureus), die durch den innigen Mutter-Kind-Kontakt ausgelöst wird. Die Mastitis kann während der gesamten Stillzeit vorkommen. In 75 % der Fälle ist nur eine Brust betroffen. Bei rechtzeitiger Behandlung besteht meist eine gute Prognose.

Welches sind die Symptome einer Mastitis?

26.4 Brustentzündung im Wochenbett

Symptome einer Mastitis

- Schmerzen, Schwellung und Berührungsempfindlichkeit der betroffenen Brustpartie
- Verhärtung, Rötung und Überwärmung der Haut
- Allgemeines Krankheitsgefühl mit Kopf- und Gliederschmerzen, Fieber
- Schwellung der Achsellymphknoten
- Eventuell Abszessbildung nach 1–3 Tagen

26 Weibliche Geschlechtsorgane

26.5 Vena-cava-Kompressionssyndrom

KB III

In der **Spätschwangerschaft** (ab 27. SSW = Schwangerschaftswoche) empfindet die werdende Mutter die Schwangerschaft oft als beschwerlich. Sie leidet unter Sodbrennen und der dicke Bauch kann beim Schlafen, Sitzen und Laufen stören und den lebenswichtigen Blutfluss beeinträchtigen oder unterbrechen. Die Leistungsfähigkeit ist vermindert, die Unfallgefährdung erhöht. Ein absoluter **Notfall** ist **das Vena-cava-Kompressionssyndrom.**

Was passiert beim Vena-cava-Kompressionssyndrom und welche Gegenmaßnahme kann ergriffen werden?

26.5 Vena-cava-Kompressionssyndrom

Vena- cava-Kompressionssyndrom

Verlauf:

- Gebärmutter drückt in Rückenposition auf die untere Hohlvene *(V. cava inferior)*
- Herzminutenvolumen nimmt infolge des verminderten venösen Rückstroms zum Herzen ab
- Schwangere empfindet Schwindel
- Kann ohnmächtig werden
- Ist blass und schwitzt
- Auch das ungeborene Kind kann dabei unterversorgt werden

Gegenmaßnahme:

Schwangere legt sich bei Symptombeginn auf die linke Seite (Beschwerden bilden sich sofort zurück und das Kind wird nicht geschädigt)

27 Hals-Nasen-Ohren-Kunde

27.1 Hals, Nasen, Ohren – Anatomie und Physiologie

KB III

Hals und **Nase** zählen anatomisch zu den Strukturen des Atmungssystems.
Das **Ohr** beinhaltet sowohl das Hör- als auch das Gleichgewichtsorgan und wird in die drei Abschnitte Außenohr, Mittelohr und Innenohr eingeteilt.

Beschriften Sie die Abbildung.

Welche Aufgaben hat die Nase?

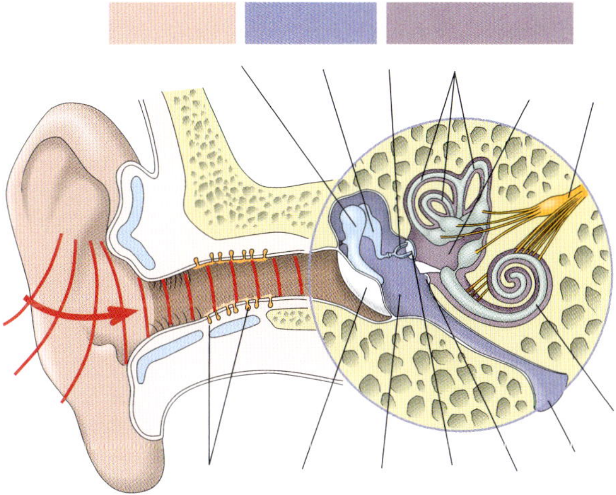

Abb. 27.1a Anatomie des Ohrs. [L190]

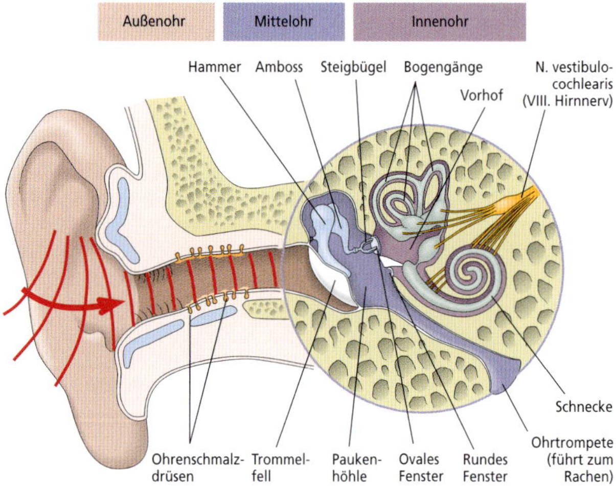

Abb. 27.1b Anatomie des Ohrs. [L190]

Aufgabe der Nase:

- Erwärmt, reinigt und befeuchtet die Atemluft
- Enthält das Riechorgan

27 Hals-Nasen-Ohren-Kunde

27.2 Mittelohrentzündung

KB III

Die **Mittelohrentzündung** *(Otitis media)* ist eine plötzlich auftretende Entzündung des Mittelohres, die starke Schmerzen verursachen kann. Sie tritt bei Kleinkindern häufiger auf, da die anatomischen Strukturen, z. B. die Eustachische Röhre, sehr klein sind.

Welche Ursachen und Symptome für eine Mittelohrentzündung gibt es?

27.2 Mittelohrentzündung

Ursachen einer Mittelohrentzündung

- Belüftungsstörungen des Mittelohrs
- Infektion mit Mikroorganismen
- Aktueller Infekt der oberen Atemwege
- Immunschwäche
- Passivrauch
- Nutzung eines Schnullers

Symptome der Mittelohrentzündung

- Starke Ohrenschmerzen, meist einseitig
- Fieber
- Schwindel
- Reduzierter Allgemeinzustand
- Hörstörungen aufgrund der Flüssigkeitsansammlung im Mittelohr

27 Hals-Nasen-Ohren-Kunde

27.3 Mandelentzündung

KB III

Bei einer **Mandelentzündung** *(Angina tonsillaris, Tonsillitis)* handelt es sich um eine akute Entzündung der Gaumenmandeln. Diese ist überwiegend viral bedingt. Eine bakteriell verursachte Mandelentzündung kann z. B. durch Streptokokken entstehen (Streptokokkenangina).

Welche Behandlungsmöglichkeiten bei einer Tonsillitis gibt es?

27.3 Mandelentzündung

Behandlungsmöglichkeiten bei bakteriellen Infektionen

- Einwöchige orale Gabe von Penicillin V (alternativ Erythromycin bei Penicillin-Allergie)
- Bei starken Schmerzen Verabreichung eines Analgetikums (z. B. Paracetamol)
- Körperliche Schonung
- Lutschen von Halsbonbons
- Halswickel
- Ausreichende Flüssigkeitszufuhr, z. B. mit desinfizierenden Tees
- Gurgeln mit desinfizierenden Tees oder Gurgellösung
- Bei Fieber: Maßnahmen der Fiebersenkung

Bei häufig und in kurzen Abständen auftretenden eitrigen Mandelentzündungen: ggf. **Tonsillektomie** *(operative Entfernung der Gaumenmandeln)*.

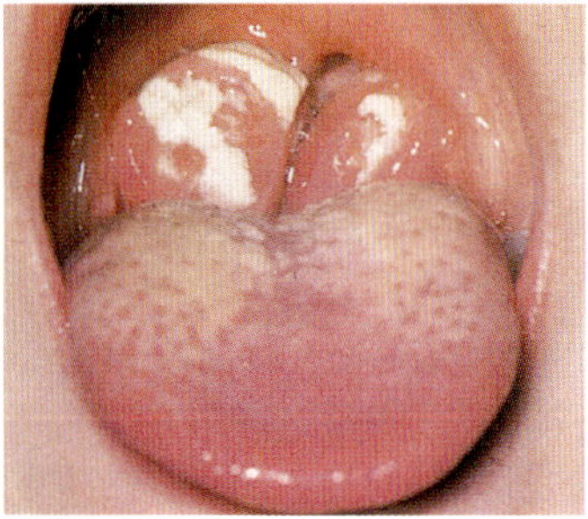

Abb. 27.2 Angina tonsillaris. Die Tonsillen sind geschwollen und hochrot mit Eiterstippchen. [E304]

27 Hals-Nasen-Ohren-Kunde

27.4 Nasennebenhöhlenentzündung

Bei einer akuten **Nasennebenhöhlenentzündung** *(Rhinosinusitis)* handelt es sich um eine Entzündung der Nasennebenhöhlenschleimhaut mit Sekretbildung. Sie kommt häufig bei einer Atemwegsinfektion mit Schnupfen vor.

Welche Symptome können bei einer Nasennebenhöhlenentzündung auftreten?

27.4 Nasennebenhöhlenentzündung

Symptome einer Nasennebenhöhlenentzündung

- Behinderte Nasenatmung
- Riechstörung
- Nasensekretion
- Druckgefühl und Schmerzen je nach Lokalisation im Gesicht oder im Kopf
- Schmerz
- Eventuell allgemeines Krankheitsgefühl

27 Hals-Nasen-Ohren-Kunde

27.5 Tracheostoma

KB III

I

Das **Tracheostoma** ist eine durch Tracheotomie künstliche herbeigeführte Verbindung von außen in die Luftröhre. Je nachdem, wie das Tracheostoma entstanden ist, lässt es sich als plastisches Tracheostoma oder Punktionstracheostoma unterscheiden.

Wann werden Trachealkanülen mit Cuff verwendet?

Verwendung von Trachealkanülen mit Cuff

- Zur Beatmung
- Zur Aspirationsvermeidung, wenn der zu Pflegende keine Schluckreflexe mehr hat (→ K146)

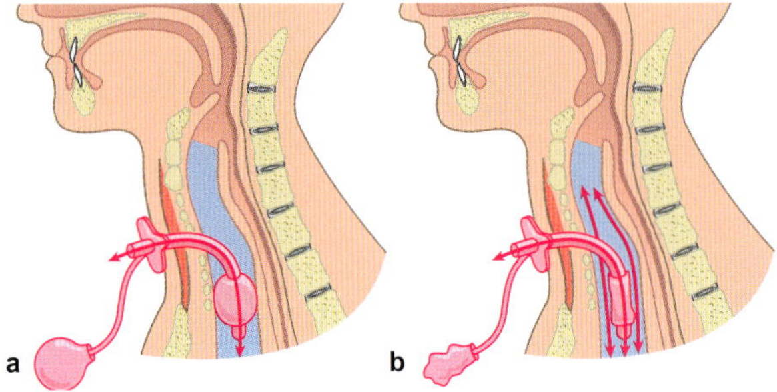

Abb. 27.3 Lage einer Trachaelkanüle mit Cuff bei erhaltenem Kehlkopf (Situs nach Kehlkopfentfernung). Der geblockte Cuff verhindert, dass Blut, Speichel oder Nahrung aspiriert werden. Die Atmung kann ausschließlich über die Trachaelkanüle erfolgen (a). Bei einer entblockten Trachealkanüle (b) kann auch Luft an der Kanüle vorbei über die oberen Atemwege gelangen, z. B. zum Sprechen. Allerdings besteht auch eine Aspirationsgefahr, v. a. bei Schluckstörung. [L138]

27 Hals-Nasen-Ohren-Kunde

27.6 Umgang mit hörgeschädigten Menschen

KB I

Bei der **Kommunikation** mit **zu pflegenden hörgeschädigten Menschen** müssen bestimmte Grundregeln eingehalten werden, um Kontakt herstellen zu können. Ansonsten kann es zu Missverständnissen und Misstrauen kommen, aus Angst, dass ihnen Informationen entgehen. Viele haben die Erfahrung gemacht, dass keine Rücksicht auf ihre Behinderung genommen wird. Einige Menschen mit Hörschädigung fühlen sich in fremder Umgebung, z. B. im Krankenhaus, unsicher.

Welche Grundregeln gelten bei der Kommunikation mit schwerhörigen zu pflegenden Menschen?

27.6 Umgang mit hörgeschädigten Menschen

Grundregeln der Kommunikation bei Menschen mit Schwerhörigkeit

- Hörschädigung in Patientenakte dokumentieren
- Verständnis und Geduld zeigen
- Blickkontakt halten
- Deutliche Mundbewegungen beim Sprechen ausführen
- Ausreichende Lichtverhältnisse
- Kurze Sätze klar und deutlich formulieren
- Angemessen laut und nicht zu schnell sprechen
- Umgebungsgeräusche vermeiden/reduzieren, Untersuchungsgeräte wenn möglich während der Kommunikation abschalten
- Hilfsmittel einsetzen
- Wichtige Informationen zusätzlich verschriftlichen
- Vergewissern, ob der hörgeschädigte Mensch alles verstanden hat
- Engen Kontakt zu den Angehörigen halten

28 Augen

28.1 Augen – Anatomie und Physiologie

Zu den **Sinnes- und Kommunikationsorganen** zählen ebenfalls die **Augen.** Sie sind in der Lage, Lichtsignale zu empfangen, die auf die Netzhaut übertragen werden. Im Gehirn werden sie in optische Bilder umgewandelt. Die Augen werden von verschiedenen Schutzeinrichtungen geschützt: Augenbrauen, Augenlider, Wimpern, Bindehaut und Tränenapparat.

Beschriften Sie die Abbildung.

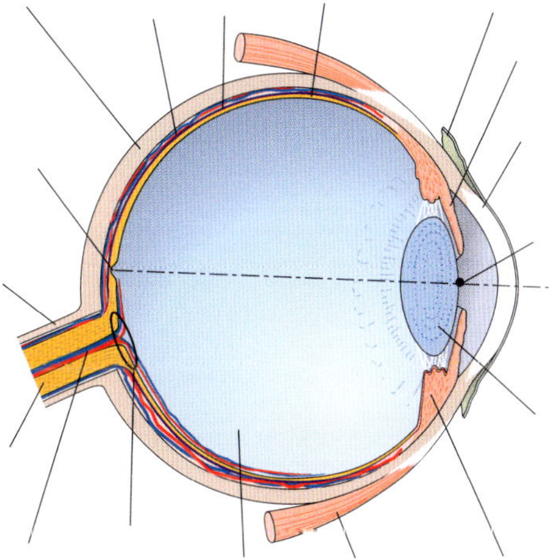

Abb. 28.1a Aufbau des Auges. [L190]

28.1 Augen – Anatomie und Physiologie

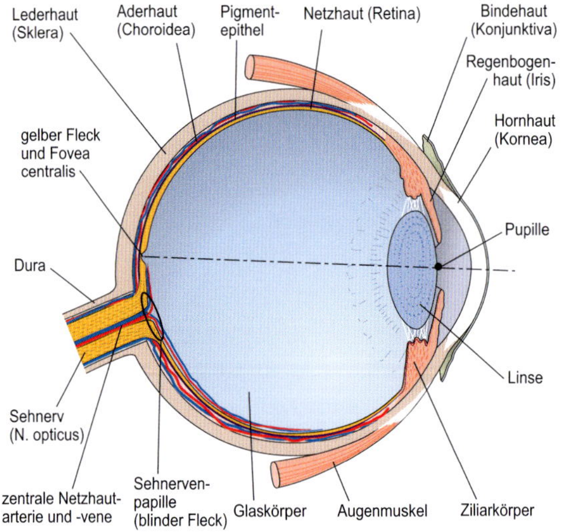

Abb. 28.1b Aufbau des Auges. [L190]

28 Augen

28.2 Grüner und grauer Star

KB III

Beim **grauen Star** *(Katarakt)* handelt es sich um die häufigste Augenerkrankung im Alter. Die Folge ist eine Trübung der Linse.
Der **grüne Star** *(Glaukom)* tritt seltener auf. Beim Glaukom ist der Augeninnendruck erhöht, weil das Kammerwasser im Abfluss behindert wird.

Ordnen Sie die folgenden Ursachen der Entstehung dem grünen oder grauen Star entsprechend zu.

- Veränderungen an den Eiweißen der Augenlinsen
- Familiäre Belastung
- Bluthochdruck *(Hypertonie)*
- UV-Licht
- Langzeitbehandlung mit Cortison
- Altersveränderungen → erschweren Abfluss von Kammerwasser
- Diabetes mellitus

28.2 Grüner und grauer Star

Ursachen der Entstehung

Grauer Star	Grüner Star
• Veränderungen an den Eiweißen der Augenlinsen	• Altersveränderungen → erschweren Abfluss von Kammerwasser
• Diabetes mellitus	• Familiäre Belastung
• UV-Licht	• Diabetes mellitus
• Langzeitbehandlung mit Cortison	• Bluthochdruck *(Hypertonie)*

Tab. 28.1 Grüner und grauer Star.

28 Augen

28.3 Schielen

KB III

Beim **Schielen** handelt es sich um eine Gleichgewichtsstörung der Muskeln beider Augen. Die Blickrichtungen der Augen weichen beim Betrachten eines Gegenstandes voneinander ab.

Welche Ursachen kann Schielen haben?

28.3 Schielen

Mögliche Ursachen für das Schielen

- Angeboren
- Nervenschädigung
- Unfälle mit Augenbeteiligung
- Besondere Erkrankungen, z. B. Schlaganfall (→ K178)

28 Augen

28.4 Augenpflege

Ein gesundes Auge reinigt sich durch die Tränenflüssigkeit und den regelmäßigen Lidschlag selbst und schützt sich vor Schäden. Die **Augenpflege** wird mit der Gesichtswäsche erledigt. Zur Reinigung genügen klares Leitungswasser und ein sauberer Waschlappen. Es wird von außen nach innen gewaschen. Da das Auge sehr empfindlich ist, sind Verletzungs- und Infektionsrisiken besonders zu beachten.

Wie wird eine Augenpflege bei verklebten Augenlidern durchgeführt?

28.4 Augenpflege

Augenpflege bei verklebten Augenlidern

Unbedingt auf hygienische Vorgehensweise achten:

- Händedesinfektion durchführen
- Einmalhandschuhe verwenden
- Auge nie direkt berühren
- Sterile Kompressen verwenden
- Handschuhe und Kompressen immer nur für ein Auge verwenden, dann wechseln
- Augen schließen, mit feuchten Kompressen ca. 5 Minuten bedecken
- Lider mit angefeuchtetem Watteträger reinigen; von der Nase weg zum äußeren Augenwinkel wischen
- Lidränder mit geschlossenen Augen mit neuer feuchter Kompresse Richtung Nase abwischen

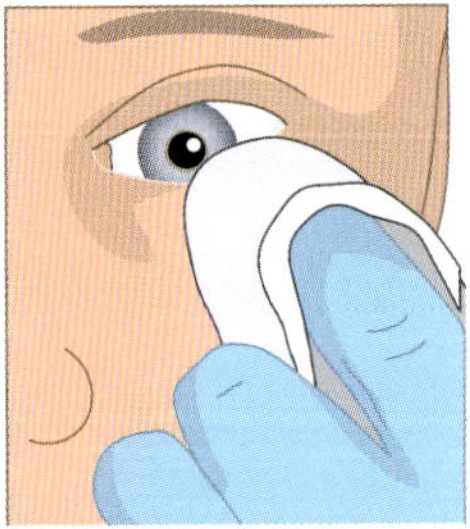

Abb. 28.2 Augenpflege. Dabei ist die Wischrichtung von außen nach innen zu beachten. [K115]

28 Augen

28.5 Pupillenreaktion

Die **Pupillenreaktion** (auch Pupillenreflex), ist die Reaktion der Iris auf einen veränderten Lichteinfall. Die Pupillen werden bei Helligkeit enger und bei Dunkelheit weiter. Die schnelle Anpassung an unterschiedliche Lichtverhältnisse ist im Alltag überlebenswichtig.

Welche Ursachen können vorliegen, wenn die Pupillen ungleich sind?

28.5 Pupillenreaktion

Mögliche Ursachen für Pupillenungleichheit

- Medikamente (z. B. Augentropfen), die ins Auge gelangen
- Substanzen, die zufällig ins Auge gelangen, z. B. Insektenvernichtungsmittel
- Entzündungen an der Iris, häufig mit starken Augenschmerzen
- Erkrankungen des Nervensystems bzw. des Gehirns, Tumoren oder Infektionen
- Eine Pupillenungleichheit muss dringend ärztlich abgeklärt werden. In Verbindung mit Fieber oder Bewusstseinsstörungen (→ K184) handelt es sich um einen Notfall!

28 Augen

28.6 Umgang mit Menschen mit Seheinschränkung

Wenn die Sehstörung dauerhaft ist und nicht mit einer Sehhilfe korrigiert werden kann, wird von einer **Sehbehinderung** gesprochen. Nach dem Gesetz gilt als „sehbehindert“, wer weniger als 30 % sehen kann.

Welches sind die Grundsätze im Umgang mit Menschen mit Seheinschränkung?

28.6 Umgang mit Menschen mit Seheinschränkung

Grundsätze des Umgangs mit Menschen mit Sehbehinderung

- Durch Ansprache bemerkbar machen
- Sich selbst mit Namen und Funktion vorstellen
- Person mit Namen ansprechen
- Erfragen, wie viel die Person sehen kann (hell/dunkel)
- Konkrete Unterstützung erfragen
- Präzise Ortsangaben vermitteln
- Begleitung anbieten und auf Zustimmung warten
- Bieten Sie Ihren Arm zum Führen an
- Richtungswechsel ankündigen
- Feste Orte für Utensilien aller Art
- Schrank- und Zimmertüren schließen
- Bei Medikamenten eine klare Zuordnung
- Wohnumfeld nicht ohne Einverständnis verändern

29 Pflegerisches Handeln in ausgewählten Pflegesituationen

29.1 Hospiz

KB I II, III

Bei **Hospizen** handelt es sich um Einrichtungen, die sich, auf der Grundlage eines Sterbe- und Trauerbegleitung-Konzepts, auf die Betreuung und medizinisch-pflegerische Versorgung von schwerkranken und sterbenden Menschen und deren Angehörigen spezialisiert haben (→ K4).

Welche Voraussetzungen müssen erfüllt sein, um im Hospiz aufgenommen zu werden?

29.1 Hospiz

Voraussetzungen für die Aufnahme in ein Hospiz

- Der Mensch muss an einer unheilbaren und in absehbarer Zeit zum Tode führenden Krankheit leiden
- Der Betroffene muss eine begrenzte Lebenserwartung von Tagen, Wochen oder wenigen Monaten haben
- Ausnahme bei Kindern: Lebenserwartung kann Jahre dauern
- Heilung ist ausgeschlossen
- Bei fortschreitender Krankheit, wenn trotz medizinischer Maßnahmen keine Heilung erfolgen kann

29 Pflegerisches Handeln in ausgewählten Pflegesituationen

29.2 Erste Hilfe, Notfallgeschehen

KB I V

Erste-Hilfe-Maßnahmen umfassen alle Tätigkeiten, die an Ort und Stelle erfolgen, bevor die betroffene Person durch den Rettungsdienst versorgt oder ärztlich behandelt wird. Erste Hilfe zu leisten ist eine **ethische und rechtliche Verpflichtung.** Unterlassene Hilfeleistung hat strafrechtliche Konsequenzen.

Welche Reihenfolge des Handelns beachten Sie in einer lebensgefährlichen Notfallsituation?

29.2 Erste Hilfe, Notfallgeschehen

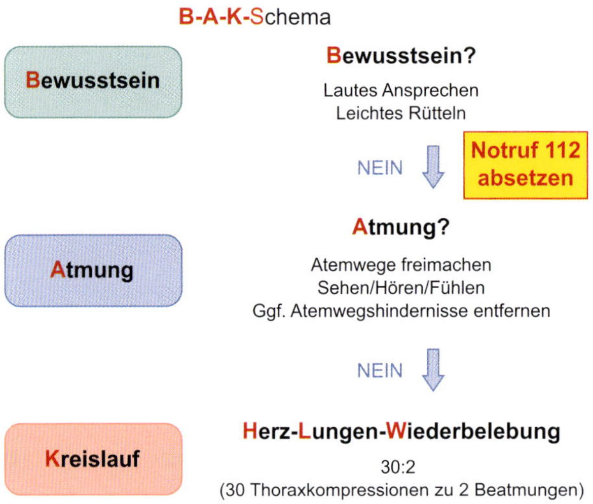

Abb. 29.1 Vereinfachte Darstellung der Reihenfolge in der Notfallversorgung nach dem BAK-Schema. [L190]

29 Pflegerisches Handeln in ausgewählten Pflegesituationen

29.3 Stabile Seitenlage

KB I
V

Ist ein Mensch bewusstlos und atmet normal, gibt es nur eine Lagerungsmöglichkeit, um z. B. Aspiration durch Erbrochenes zu vermeiden. Bei dieser Lagerung handelt es sich um die **stabile Seitenlage,** wo der Kopf der tiefste Punkt ist.

Wie führen Sie eine stabile Seitenlage durch?

29.3 Stabile Seitenlage

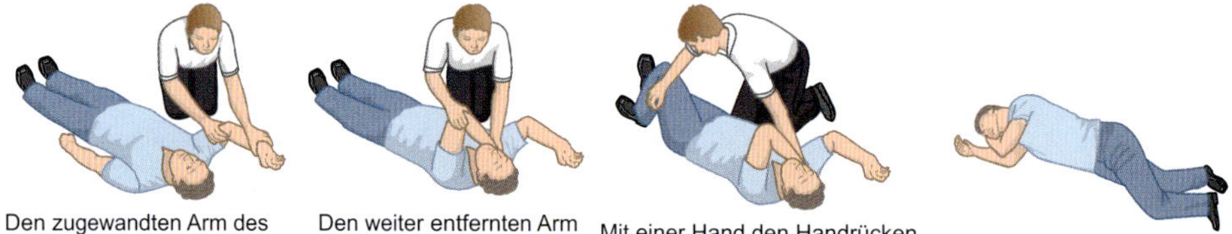

Den zugewandten Arm des Bewusstlosen rechtwinklig abspreizen. Den Arm so beugen, dass die Handfläche nach oben zeigt.

Den weiter entfernten Arm über die Brust des Betroffenen heranholen. Arm beugen, Handrücken an die Wange des Bewusstlosen legen.

Mit einer Hand den Handrücken des Bewusstlosen an der Wange fixieren. Mit der anderen Hand das weiter entfernte Bein am Knie fassen, hochziehen (Knie gebeugt, Fuß am Boden) und den Betroffenen zu sich herüberdrehen.

Hüfte und Knie des oben gelegenen Beins beugen. Zum Freihalten der Atemwege den Kopf des Betroffenen nackenwärts beugen, Position ggf. mit der unter der Wange gelegenen Hand sichern.

Abb. 29.2 Stabile Seitenlage. [L138]

29 Pflegerisches Handeln in ausgewählten Pflegesituationen

29.4 Reanimation

KB IV

Bei der Herz-Lungen-Wiederbelebung oder kardiopulmonalen **Reanimation** werden Maßnahmen durchgeführt, die das Ziel haben, Herz und Kreislauf des Betroffenen zu stabilisieren.

Wie führen Sie eine kardiopulmonale Reanimation beim Erwachsenen durch?

Wie unterscheidet sich dazu die Reanimation von Säuglingen, Kleinkindern und Kindern (bis 14 Jahre)?

Kardiopulmonale Reanimation beim Erwachsenen:

1. Atemwege freimachen durch Entfernen von Erbrochenem und Fremdkörpern, Überstreckung des Kopfes
2. 30-mal Herzdruckmassage (ca. 100/Minute), Handballen auf die Mitte des Brustbeins *(Sternum)* legen
3. Die Atemspende bei der Laienreanimation ist seit 2020 durch die DGUV Coronabedingt aufgehoben. Die professionelle Reanimationen z. B. im Krankenhaus erfolgt mit einer Masken-Beutel-Beatmung.
4. Die Herzdruckmassage und Atemspende erfolgen im Rhythmus 30:2. Der zu Reanimierende muss auf einer harten Unterlage liegen.
5. Schnellstmöglichst Einsatz eines automatisierten externen Defibrillators (AED)

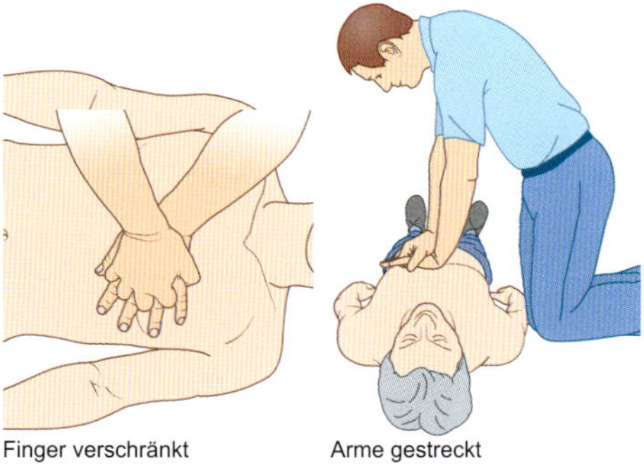

Abb. 29.3 Kardiopulmonale Reanimation. [L190]

Reanimation bei Säuglingen, Kleinkindern und Kindern (bis 14 Jahre):
Begonnen wird immer mit 5 Atemspenden. Das Verhältnis der Thoraxkompressionen zu Atemspenden beträgt 15:2. Die Kompressionen werden je nach Alter/Brustkorbgröße mit zwei Fingern bis zu einer Hand durchgeführt.

29 Pflegerisches Handeln in ausgewählten Pflegesituationen

29.5 Pflege bei Schmerz – Assessment

KB I II

Schmerz ist ein unangenehmes Sinnes- und Gefühlserlebnis, das mit aktueller oder möglicher Gewebeschädigung einhergeht oder beschrieben wird. Schmerz kann sich in unterschiedlicher Weise, für kurze oder lange Zeit und mit unterschiedlichen Auswirkungen auf das Leben zeigen. Schmerzen sind immer individuell und subjektiv.

Welche Instrumente zur Erhebung der Schmerzintensität gibt es?

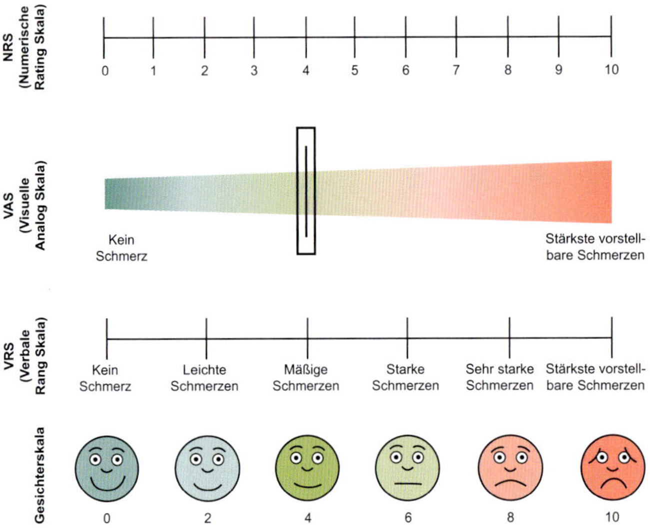

Abb. 29.4 Verschiedene Skalen zur Einschätzung von Schmerzen. [L143]

29 Pflegerisches Handeln in ausgewählten Pflegesituationen

29.6 Akute Schmerzen

Von einem **akuten Schmerz** spricht man, wenn durch ein akutes Ereignis (z. B. Unfall, Schnittwunde, Schlag) Schmerzen ausgelöst werden, die für einen kurzen Zeitraum vorhanden sind und kurativ *(= heilend)* behandelt werden können.

Was tun Sie, wenn der zu pflegende Mensch plötzlich Schmerzen verspürt?

29.6 Akute Schmerzen

Pflegerische Maßnahmen bei Menschen mit Schmerzen

Unverzüglich den Arzt informieren und die in der Situation erforderlichen weiterführenden Maßnahmen durchführen, z. B.:

- Beruhigen
- Gegebenenfalls schmerzerleichternde Lagerung durchführen
- Ablenken
- Gegebenenfalls Bedarfsmedikation verabreichen
- Kälte/Wärmeanwendung nach ärztlicher Anordnung
- Dokumentation (→ K41)

29 Pflegerisches Handeln in ausgewählten Pflegesituationen

29.7 Chronische Schmerzen

KB I
II

Bei **chronischen Schmerzen** handelt es sich um einen Zustand, der durch ca. 3–6 Monate andauernde oder wiederkehrende Schmerzzustände gekennzeichnet ist, deren Ursache oft nicht mehr nachzuvollziehen ist. Zu pflegende Menschen, die unter chronischen Schmerzen leiden, sind oft in ihrem Alltag und ihrer Lebensqualität eingeschränkt. Hier wird ein **Schmerzmanagement** bzw. eine **Schmerztherapie** nötig.
Bei chronischen und wiederholten Schmerzen kann sich die Schmerzschwelle absenken und die Schmerztoleranz verringern.

Was verstehen Sie unter Schmerzschwelle und Schmerztoleranz?

29.7 Chronische Schmerzen

Schmerzschwelle: Punkt, ab dem ein Reiz als schmerzhaft erlebt wird.
Schmerztoleranz: Punkt, bis zu dem es eine Person Schmerzen aushalten kann. Der Körper löst dann einen motorischen Fluchtinstinkt aus.

29 Pflegerisches Handeln in ausgewählten Pflegesituationen

29.8 Prä- und postoperative Pflege

KB I

Vor *(prä)* und nach *(post)* Operationen müssen zu pflegende Menschen nach einem vorgegebenen Standard versorgt werden, der im Versorgungsbereich Gültigkeit hat. Die Versorgung und Betreuung vor der Operation hat einen großen Einfluss auf das Operationsgeschehen. Um eine schnelle Heilung zu fördern und Infektionen zu vermeiden, müssen postoperative Vorgaben beachtet werden.

Welche prä- und postoperativen Maßnahmen müssen bei zu pflegenden Menschen durchgeführt werden?

29.8 Prä- und postoperative Pflege

Präoperative Pflegemaßnahmen (hängt von der OP ab)	Postoperative Überprüfung von
• Hinweis, bis zu welchem Zeitpunkt der zu pflegende Mensch essen und trinken darf, Darmvorbereitung/Abführmaßnahmen • Medikamentenmanagement (Hinweis auf Weglassen bestimmter Medikamente vor OP; Einnahme von Medikamenten, die für die OP gedacht sind → **Prämedikation**) • Körperreinigung/Sanierung der Hautverhältnisse im Operationsgebiet • Anziehen von Thromboseprophylaxestrümpfen (➜ K111) • Ablegen von Hörgeräten, Brille, Prothesen, Schmuck • Entfernung von Nagellack an den Fingernägeln • Haube und Klinikhemd anziehen • Gegebenenfalls antiseptische Hautreinigung • Gegebenenfalls Haarentfernung • Vorbereitung von Hilfsmitteln/Utensilien, die nach der Operation benötigt werden	• Schmerzen (➜ K218, ➜ K219) • Bewusstsein (➜ K184) • Atmung: Atemrhythmus, -frequenz und -tiefe (➜ K162) • Puls, Blutdruck (➜ K98) • Körpertemperatur (➜ K99) • Urinausscheidung (➜ K190) • Venöse Zugänge: Durchfluss beachten • Wundverband: insbesondere Blutung (➜ K134) • Durchblutung (Zyanose), Beweglichkeit der Extremitäten bei Gipsverband • Art, Lage, Funktion und Fixation bei Drainagen beachten

Tab. 29.1 Prä- und postoperative Maßnahmen.

29 Pflegerisches Handeln in ausgewählten Pflegesituationen

29.9 Pflege bei onkologisch zu pflegenden Menschen

Die **Onkologie** beschäftigt sich mit der Entstehung, Diagnostik und Behandlung von **Tumoren.** Onkologische Erkrankungen kommen in allen Fachbereichen der Medizin vor. Tumore sind Neubildungen von Körpergewebe, die durch eine Fehlentwicklung bei der Zellbildung entstehen. Bösartige Tumore sind für zu pflegende Menschen und Pflegende oft eine Herausforderung.

Was muss bei der Pflege von onkologisch zu pflegenden Menschen beachtet werden?

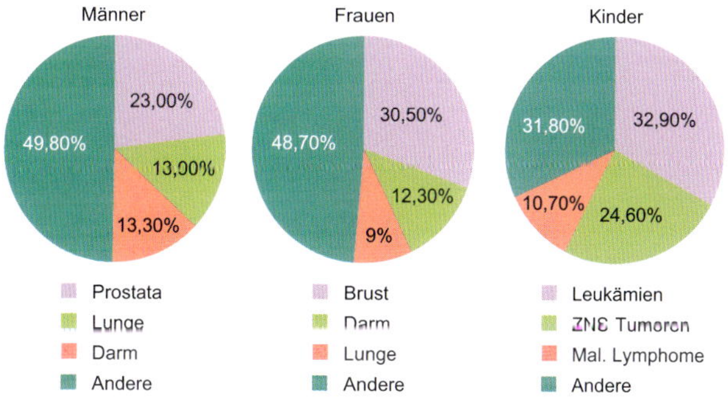

Abb. 29.5 Häufigkeit bösartiger Erkrankungen. [L143]

29.9 Pflege bei onkologisch zu pflegenden Menschen

Besonderheit der Pflege von Menschen mit onkologischen Erkrankungen

Hautpflege:
- Chemo- oder Strahlentherapie und deren Begleiterscheinungen begünstigen Hautausschlag, Pilzerkrankungen, verdickte, wunde, offene Haut → täglich inspizieren
- Interne Standards zur Hautpflege anwenden (→ K133)

Mundpflege:
- Durch Behandlungen oft Störungen der natürlichen Mundflora mit starken Schmerzen → Handlungsanweisungen zur speziellen Mundpflege mithilfe einer Pflegefachkraft anwenden (→ K93)

Körpertemperatur:
- Zweimal täglich Temperaturkontrolle, um mögliche Infektionen zu erkennen (→ K99)

Mobilisation/Bewegung:
- Menschen mit Tumorerkrankungen ermüden schnell → Überforderung vermeiden

Ernährung:
- Ausgewogene, geschmacklich ansprechende Kost oder Wunschkost anbieten (→ K143)
- Viele kleine Mahlzeiten, dabei Unverträglichkeiten beachten
- Kost gemäß der Kau- und Schluckfähigkeit (z. B. keine harten/scharfkantigen Lebensmittel)
- Zustand des Mundes bei Nahrungsangebot berücksichtigen
- Bei Personen mit Abwehrschwäche: über Infektionsgefahr durch nicht geeignete Lebensmittel informieren
- Mundpflege vor und nach dem Essen anbieten und vorsichtig durchführen (→ K92)
- Flüssigkeitsbilanzierung, Gewichtskontrollen

30 Lebensweltorientierte Pflege

30.1 Transkulturelle Pflege

KB I
II, V

Bei der **transkulturellen Pflege** handelt es sich um eine Versorgung, die den kulturellen Hintergrund eines zu pflegenden Menschen berücksichtigt und möglichst in das Pflegehandeln einbezieht.

Welche Arten der Pflege im transkulturellen Zusammenhang gibt es?

30.1 Transkulturelle Pflege

Arten der Pflege im transkulturellen Kontext

- **Erhaltungs- und Bewahrungspflege:** Gewohnheiten des zu pflegenden Menschen werden beibehalten, z. B. ihm ermöglichen, dass Gebetszeiten eingehalten werden können
- **Anpassungs- und Verständigungspflege:** Im Pflegeangebot werden die kulturellen Besonderheiten gemeinsam mit dem zu pflegenden Menschen aufeinander abgestimmt
- **Umstrukturierungs- und Verständigungspflege:** Neue Pflegehandlungen und Strukturen werden eingeführt, z. B. religiöse Feiertage werden durch entsprechendes Speisenangebot gestaltet

30 Lebensweltorientierte Pflege

30.2 Körperpflege in anderen Kulturen

KB I
II, V

Für zu pflegende Menschen anderer Kulturen und Religionen sind **Besonderheiten bei der Körperpflege** zu beachten. Oft wird die Körperpflege von gleichgeschlechtlichen Angehörigen übernommen. Wenn es keinen Konflikt in Bezug auf die Gesundheits- oder Pflegegefährdung gibt, sollte dem entsprochen werden.

Welche Besonderheiten gibt es im Judentum und Islam bei der Körperpflege zu beachten?

Mögliche Besonderheiten der Körperpflege im religiösen Kontext

Im Judentum:

- Händewaschen hat rituelle Bedeutung und sollte bettlägerigen Personen besonders oft angeboten werden, unbedingt vor jeder Mahlzeit
- Nach der Menstruation und nach Geburten führen orthodoxe Frauen ein Tauchbad *(Mikwe)* durch
- Orthodoxe Jüdinnen zeigen sich nicht unbekleidet und bedecken ihr Haar mit Kopftuch, Hut oder Perücke
- Die Körperpflege soll von gleichgeschlechtlichen Personen durchgeführt werden
- Strenggläubige Männer tragen ein Käppchen *(Kippa)*, worauf sie auch im Bett nicht verzichten

Im Islam:

- Rituelle Waschungen gehören zum Alltag
- Alles gilt als „unrein", was den Körper verlässt → nach jedem Toilettenbesuch (Harn und Stuhl) folgen Waschungen
- Reinigung soll möglichst unter fließendem Wasser erfolgen
- Verwendung von Waschlappen ist unüblich
- Entfernen von Achsel- und Schamhaaren gehört zur Hygiene
- Katheter und Auffangbeutel werden abgedeckt

Hinweis: Gilt für praktizierende Gläubige und ist daher immer auf individuelle Umsetzungswünsche zu überprüfen.

30 Lebensweltorientierte Pflege

30.3 Ernährung in anderen Kulturen

KB I II

In den verschiedenen Kulturen und Religionen müssen **auch besondere Ernährungs- und Getränkevorschriften** beachtet werden. Im ambulanten Pflegebereich stellt die Beachtung der Vorschriften meist kein Problem dar. Die Organisation im stationären Bereich, besonders im Krankenhaus, ist oft herausfordernd.

Welche Ernährungsvorschriften sind im Hinduismus und Buddhismus zu beachten?

30.3 Ernährung in anderen Kulturen

Mögliche Ernährungsvorschriften im religiösen Kontext

Im Hinduismus:

- Vegetarische Ernährung wird wegen der gewaltlosen Lebensführung angestrebt
- Praktizierende Hindus lehnen das Töten und Verzehren von Rindfleisch ab, Kühe gelten als heilige Tiere

Im Buddhismus:

- Es gibt keine besonderen Vorschriften, allerdings wird vegetarische Kost bevorzugt

30 Lebensweltorientierte Pflege

30.4 Geriatrie und Gerontologie

Die **Geriatrie** ist ein Teilgebiet der **Gerontologie** *(Alterskunde)*. Die Alterskunde befasst sich mit den Altersvorgängen, die jedoch über die biologischen Aspekte hinausgehen. Sie betrachtet die zum Alter gehörenden Lebensweisen älterer Menschen unter verschiedenen Aspekten des Lebens. Die Geriatrie befasst sich mit den Erkrankungen, die im höheren Lebensalter auftreten.

Welche Probleme können besonders im geriatrischen Bereich auftreten?

30.4 Geriatrie und Gerontologie

Pflegeprobleme im geriatrischen Bereich

- Bettlägerigkeit/Fatigue
- Stürze und Sturzangst (→ K113)
- Bewegungseinschränkung
- Inkontinenz
- Altersbedingte intellektuelle Verlangsamung
- Delirantes Syndrom (vorrübergehende Einschränkung des Bewusstseins; → K184)
- Demenzielle Erkrankung (→ K176)
- Malnutrition und Dehydratation (→ K127, → K125)
- Vereinsamung durch altersbedingten Verlust von Partnern/Freunden/sozialen Gefügen
- Mobilitätseinschränkung führt zu geringem Bewegungsradius

30 Lebensweltorientierte Pflege

30.5 Sterbebegleitung

KB I
II, III

Das **Sterben** verläuft mit einer Reihe typischer Zeichen. Diese Phänomene sind durch physische und psychische Veränderungen in den Sterbephasen bedingt.

Welche Veränderungen können im Sterbeprozess auftreten?

Mögliche Veränderungen im Sterbeprozess

Gesicht:
- Kinn und die Nasenspitze sind weißlich, kalt und erscheinen spitz zulaufend
- Fahle Gesichtshaut, vor allem um Lippen und Nase → „Todesdreieck“ als typisches Zeichen des nahen Todes

Unruhe:
- Fahrige Bewegungen (Hin- und Herschieben der Füße, Zupfen an der Bettdecke)
- Beruhigung bei Berührung durch Angehörige oder das Wissen von deren Anwesenheit

Hände und Füße:
- Extremitäten sind kalt und bläulich verfärbt
- Rosettenartige dunkle Hautverfärbungen

Atmung:
- Atmung wird flacher, unregelmäßig und schnappend mit längeren Atempausen
- Oft „terminales Rasseln“

Ausscheidungen:
- Verdauungsfunktionen von Magen und Darm setzen aus → keine Stuhlausscheidung
- Nieren werden nicht mehr durchblutet → keine Urinproduktion
- Leber stellt ihre Funktion ein

Herz und Kreislauf:
- Herzschlag verlangsamt sich und wird unregelmäßig
- Blutdruck sinkt
- Es kommt zum Herzstillstand, der Tod tritt ein

Gehirn und Nervensystem:
- Hirnfunktion lässt immer mehr nach
- Wahrnehmung wird schlechter, das Bewusstsein trübt sich

30 Lebensweltorientierte Pflege

30.6 Sterbephasen

KB I
II, III

Befindet sich ein zu pflegender Mensch im **Sterbeprozess,** durchläuft er verschiedene Phasen. Die einzelnen Phasen zu erkennen und dementsprechend zu reagieren ist eine Aufgabe im Pflegeprozess. Außerdem bedürfen die Angehörigen einer besonderen Betreuung, da sie das Sterben eines ihnen nahestehenden Menschen oft schlecht ertragen können.

Welche Sterbephasen nach Kübler-Ross gibt es?

Welches sind die vier Dimensionen des Sterbens und was kennzeichnet sie?

30.6 Sterbephasen

Sterbephasen nach Kübler-Ross

- Nichtwahrhabenwollen und Isolierung
- Zorn
- Verhandeln
- Depression
- Zustimmung/Akzeptanz

Dimensionen des Sterbens

Dimension	Aspekte
Physische Dimension	Schmerzen, Übelkeit, Abhängigkeit, Erschöpfung, Atemnot
Psychische Dimension	Verdrängung, Angst, Trauer, Hoffnung, Ambivalenz, Demoralisation
Spirituelle Dimension	Leben nach dem Tod, Religion, Schuld und Vergebung, Sinnsuche
Soziale Dimension	Familie, Freundeskreis, berufliches Umfeld, Nachbarschaft

Tab. 30.1 Dimensionen des Sterbens

30 Lebensweltorientierte Pflege

30.7 Trauerphasen

KB I
II, III

Viele Menschen müssen den Verlust von etwas verarbeiten. Dabei findet Trauer nicht nur statt, wenn jemand verstorben ist, sondern auch bei anderen Verlusten. Genau wie im Sterbeprozess läuft auch der **Trauerprozess** in Phasen ab. Die Phasen sind nicht starr und verlaufen nicht immer in einer vorgegebenen Reihenfolge.

Welche Trauerphasen hat Verena Kast beschrieben?

Trauerphasen nach Verena Kast

Erste Phase: Nicht-Wahrhaben-Wollen
- Betroffene Person verweigert sich der Nachricht und fühlt sich leer und empfindungslos
- Starr vor Entsetzen über den Verlust eines geliebten Menschen

Zweite Phase: Aufbrechende Emotionen
- Der Verlust wird deutlich
- Wechselbad der Gefühle (Wut, Angst, Zorn, Traurigkeit, Freude, Leid, Schmerz, Schuld) führt zu Ruhelosigkeit
- Körperliche Erschöpfung

Dritte Phase: Suchen und Sich-Trennen
- Verstorbener (verlorener) Mensch wird gesucht: in Erinnerungen, an gewohnten Orten, in gemeinsamen früheren Aktivitäten
- Verstorbener Mensch wird zum inneren Begleiter, mit dem man einen inneren Dialog führt

Vierte Phase: Neuer Selbst- und Weltbezug
- Verlust wird akzeptiert, die verstorbene Person bleibt als innere Figur dennoch wichtiger Teil des Lebens
- Neuorientierung ohne den verstorbenen Menschen
- Verlust wird als Erfahrung integriert, neue Beziehungen, Lebensstile oder Verhaltensweisen werden möglich